# Untergewicht war gestern

*Die Zunehm-Logik einfach erklärt: Schnell und Gesund zunehmen und die Unterernährung erfolgreich bekämpfen*

Sara Rosenberg

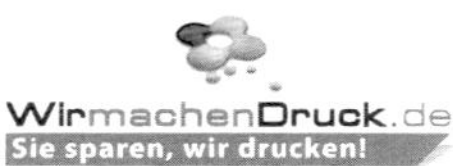



Email: info@edition-lunerion.de
www.edition-lunerion.de



Psiana eCom UG
Berumer Str. 44
26844 Jemgum

# INHALT

# Vorwort

Die meisten Menschen scheinen eher damit zu kämpfen, ihre überschüssigen Kilos in den Griff zu bekommen und sich eine schlanke Linie anzutrainieren. Es ist erwiesen, dass Fettleibigkeit ein echtes Problem der Industrienationen ist. Doch es gibt sie, und aller Wahrscheinlichkeit nach wissen Sie, wovon die Rede ist: Menschen, die sich ständig dafür rechtfertigen müssen, dass sie „zu dünn" sind; Menschen, die mit stoischer Ruhe erklären, dass sie keine Essstörung haben und scheinbar wirklich essen können, was sie möchten. Und auch Anfeindungen und Verallgemeinerungen bzgl. Menschen, die eben nicht das Problem von Fettleibigkeit haben, können verletzend sein. Vielleicht gehörten Sie auch zu den Kindern, denen man vorsorglich mal lieber Sahne über die Cornflakes gekippt hat und denen ständig etwas zu essen angeboten wurde, um sicherzustellen, dass die Nahrungsaufnahme auch wirklich stattfindet. Spätestens im Teenageralter konnte man sich dann Spitznamen wie „Bohnenstange“ oder Fragen wie „isst du überhaupt was?“ beinahe täglich anhören. Häufig relativiert sich das extrem schlanke Erscheinungsbild im Erwachsenenalter von selbst ein wenig, aber viele „Betroffene“ möchten einfach wirklich gerne zunehmen. Vielleicht haben Sie auch schon etliche Ratschläge befolgt und versucht, Tipps in die Tat umzusetzen und nichts hat bisher nachhaltig funktioniert. Wenn Sie also wirklich verstehen möchten, warum Sie nicht zunehmen und wie sich die Theorie hinter der Gewichtszunahme genau gestaltet, lege ich Ihnen ans Herzen, kein Kapitel zu überspringen, sondern die Theorie hinter der Gewichtszunahme als Ganzes zu erfassen. So vermeiden Sie, dass sie nur mal eben so einen Tipp ausprobieren und dann feststellen müssen, dass es schon wieder nicht funktioniert.

Sie haben in der Hand, ob die Dinge, die Sie in Angriff nehmen, funktionieren und ob Sie ihr Bestes geben, um Ihre Ziele zu erreichen. Vertrauen Sie einfach darauf, dass auch das Zunehmen ein Prozess ist und Sie vielleicht Wege einschlagen werden, die sie so bisher noch nicht gekannt haben. Wichtig bleibt noch zu erwähnen, dass dieses Buch keinen unnormalen Perfektionismus oder verrückte Idealbilder forciert, sondern ein Begleiter mit einer breitgefächerten theoretischen Grundlage ist, den Sie zur Hand nehmen dürfen, wenn Sie vorhaben, in erster Linie gesund und nachhaltig Gewicht zuzunehmen.

# Einleitung

Was ist überhaupt normal? Wir neigen dazu, Körperformen und Menschen in bestimmte Richtungen zu kategorisieren und als „normal" oder „unnormal" zu betiteln. Zunächst ist es in Bezug auf eine gewisse Körperform wichtig zu sagen, dass die Wahrnehmung von „schön" oder „normal" kulturgebunden ist und sich über verschiedene Dekaden ständig ändert. In manchen Ländern gilt es beispielsweise als besonders attraktiv gilt, viel Körperfett zu haben und über ein massiges Erscheinungsbild zu verfügen, da dies eine gewisse Symbolik für Wohlstand und Reichtum ist.

Jedoch hat sich gerade in Europa in den 80er Jahren das Ideal herausgebildet, besonders dünn zu sein. Durch die Vorstellung des „Heroinchic", den Models wie Twiggy und später auch Kate Moss mit offen propagierten Abmagerungskuren als attraktiv promoteten, ist eine ganze Werbe-, Kleidungs- und Kosmetikindustrie aufgesprungen. Derzeit zeichnet sich jedoch in europäischen Staaten ein komplett anderes Bild ab. Mit der „Bodypositivity Bewegung" haben viele Personen in der Öffentlichkeit zu einem Sinn für kollektiv gesünderes Leben, nachhaltige Ernährung und sportlicher Aktivität, die nicht nur der „Leibesertüchtigung" dient, sondern auch Spaß machen darf, aufgerufen. Schaufensterpuppen haben ein allgemein abgerundeteres Erscheinungsbild erhalten, Barbies dürfen einen Bein- und Taillenumfang haben, den sie in natura sogar theoretisch tragen könnten und der Kim Kardashian Booty ist beinahe ein Statussymbol geworden. Das öffentliche Bild von Schönheit ist athletischer und muskulöser geworden und hat eine ganze Reihe von Menschen dazu bewegt, ein allgemein höheres Gesundheitsbewusstsein und eine Wahrnehmung für den eigenen Körper zu entwickeln.

Falls Sie nun auch zu der Personengruppe gehören, die ein athletischeres und kräftigeres Körperbild anstreben, so ist dieses Buch für Sie gedacht. Lernen Sie, wie sie durch ein optimierteres Bewusstsein und eine gehörige Portion Wissen die Fähigkeit entwickeln, sich nicht über eine gewisse Lage zu beschweren, sondern diese aktiv zu verbessern. Auch ein Körpergewicht und ein damit einhergehender Gesundheitszustand sind im Grunde ein Bild von sich summierten Angewohnheiten und wie jeder weiß - Angewohnheiten kann man ändern.

Machen Sie sich also gute und für Sie produktive Angewohnheiten zu eigen und etablieren Sie ein langfristiges Verhalten, mit dem Sie erfolgreich, schnell und langanhaltend zunehmen können.

# Über-und Untergewicht: ein mathematisches Phänomen?

Nun geht es also darum, Gewicht zuzunehmen, wozu wir zunächst ein paar einfache Grundlagen aufschlüsseln werden, um zu verstehen, dass Körpergewicht nicht einfach nur ein Schicksalsschlag ist, sondern auch das Bild einer über einen längeren Zeitraum etablierten

Lebensweise. Im Grunde bezieht sich sowohl Gewichtsreduktion als auch Gewichtszunahme auf die Balance von Energiezufuhr und Verbrauch. Wenn über einen längeren Zeitraum Energie zugeführt wird und diese nicht in Aktivität umgesetzt, also verbraucht wird, speichert der Körper diese Nahrungsenergie in Form von Fetteinlagerungen. Befindet sich der Körper hingegen über einen gewissen Zeitraum in einem Kaloriendefizit, das heißt er verbraucht mehr, als ihm an Energie zugeführt wird, zapft er automatisch die körpereigenen Reserven in Form von Fett oder Muskelmasse an. Und hier beginnt die Krux beim Zunehmen! Während es relativ aufwendig ist, Muskelmasse aufzubauen, da dies in einer ausgewogenen Kombination aus Nahrungsmittelüberschuss und einem adäquaten Trainingsreiz erfolgen muss, ist der Körper relativ schnell dabei, antrainierte Muskeln wieder abzubauen, wenn er sich im Kaloriendefizit befindet. Zu diesem komplexen Prozess und wie du ihn gewinnbringend zur Gewichtszunahme nutzen kannst, soll später jedoch noch Genaueres erläutert werden. Zunächst ist jedoch einfach ausdrücklich zu sagen: Wer mehr Energie zuführt, als er verbraucht, nimmt zu.

# KALORIENBEDARF

Jeder Körper hat durch Aktivität oder Ruhezustand einen gewissen Verbrauch an Energie, die durch Nahrung oder kalorischen Getränken zugeführt wird.

Im Ruhezustand, wenn also ein Mensch nur ruht und ansonsten keine Anstrengungen unternimmt, spricht man bei der Energie, die er dafür aufwenden muss, vom Grundumsatz.

Die Energie, die er aufgrund von körperlichen Aktivitäten zusätzlich verbrennt, kann zusätzlich gezählt werden. Hierbei spricht man vom Leistungsumsatz. Dies ist sehr unterschiedlich und hängt stark von der Tätigkeit, die ausgeführt wird, ab.

Die Kalorien, also die Einheit an Nahrungsmittelenergie, die dann insgesamt verbraucht werden, werden als *Gesamtumsatz* bezeichnet. Ist die Anzahl der zugenommenen Kalorien also in etwa zielgleich mit der Anzahl der Kalorien im Gesamtumsatz, befindet sich der Körper genau in dem Bedarfsmodus, in dem er wieder zu- oder abnimmt.

Der Kalorienbedarf ist für jeden Menschen allerdings sehr individuell. Er schwankt je nach Alter, Geschlecht, Körpergröße, Körperzusammensetzung und Aktivitätsniveau.

Durchschnittliche Frauen brauchen generell weniger Energie als durchschnittliche Männer, da der Körperfettanteil von Frauen höher ist und dadurch weniger zu erhaltende Masse versorgt werden muss. Anders sieht das natürlich bei Frauen aus, die im Kraftsport im Leistungsbereich trainieren und nur einen geringen Körperfettanteil, aber ein höheres Körpergewicht durch vorhandene Muskelmasse aufweisen.

Viele Leute haben das Gefühl, dass im Alter das Abnehmen schwerer fällt. Landläufig hört man auch oft, dass „der Stoffwechsel schlechter" werde. Daher müsse man automatisch zunehmen. Diese Wahrnehmung ist zunächst richtig, stimmt faktisch gesehen jedoch nur teilweise. Da der Körper mit zunehmendem Alter weniger leicht Muskelmasse aufbaut und erhält, fällt damit auch der Energiebedarf. Muskeln benötigen zum Erhalt mehr Energie als Fett. Insofern fällt bei der sich verändernden Köperzusammensetzung auch der Energiebedarf. Es müssen also weniger Kalorien aufgenommen werden, um sein Gewicht zu halten. Oft ist zu beobachten, dass sich die Körperzusammensetzung im Alter bei gleichbleibendem Gewicht verändert. Muskelmasse schwindet und der Körper wird schwammiger. Die Konsequenz müsste dann allerdings sein, in erster Linie Muskelmasse aufzubauen oder zu erhalten, anstatt nur weniger Energie zuzuführen.

Insofern ist diese These, man nehme im Alter automatisch zu, widerlegt. Dies würde schließlich bedeuten, dass *jeder*, egal in welcher Lebenssituation oder Fitnesszustand er sich befindet, im Alter automatisch zunehmen muss. Tatsächlich geht es vereinfacht gesprochen um eine Veränderung der Muskel/ Fett-Zusammensetzung, die reguliert werden sollte.

Ein ähnliches Phänomen ist bei Leuten, die mit dem Kraftsport anfangen, zu beobachten. Eine Frau startet beispielsweise mit einem Ausgangsgewicht von 64 kg. Sie trainiert über einen langen Zeitraum, verbessert ihren Fitnesszustand und das Spiegelbild ändert sich hin zu einem durchtrainierten Körper. Trotzdem hat sich das Gewicht oft nicht verändert! Wie kann das nun sein? Sie hat doch offensichtlich abgenommen? Dies ist auf das oben beschriebene Phänomen zurück zu führen. Die Körperzusammensetzung hinsichtlich Fett und Muskulatur hat sich massiv verändert, es wurde jedoch kein Gewicht verloren. Trotzdem liegen zwischen zwei solcher Vergeichsbilder oftmals Welten! Die Zahl auf der Waage bleibt also tatsächlich nur eine Zahl und sagt weniger über den Fitnesszustand einer Person aus.

Gute Anhaltspunkte zum individuellen Kalorienverbrauch bieten Online Kalorienrechner oder Apps. Liegt ein Defizit im Kalorienverbrauch vor, nimmt man auf einen längeren Zeitraum gesehen Körpergewicht ab. Zur Abnahme ist es also zwingend Voraussetzung, dass entweder durch Sport oder Ernährung bedingt ein Kaloriendefizit vorliegt. Im Umkehrschluss bedeutet dies, dass zur Gewichtszunahme ein Kalorienüberschuss vorliegen muss. Auf andere Art gesehen wird man nicht zunehmen.

Einen genauen Richtwert für den Kalorienbedarf am Tag für bestimmte Personen kann daher nicht angegeben werden, sondern muss errechnet werden. Es ist sehr wichtig, diesen Wert zumindest näherungsweise zu kennen, da man sich doch häufig sehr verschätzt.

Nimmt man als untergewichtige Person immer nur den Bedarf an Kalorien zu sich, den genau dieser untergewichtige Körper zum Erhalt benötigt, was meist nicht wirklich viel ist, kann man eben auch nur den Ist-Zustand erhalten.

### Ein Rechenbeispiel

Um das vielleicht noch komplex wirkende System des Kalorienüberschusses exemplarisch darzustellen, möchte ich Ihnen ein kleines Praxisbeispiel vorstellen. Wir stellen uns eine sehr schlanke 25-jährige Frau vor, die gerne Gewicht zunehmen möchte. Bei einer Größe von 1,70m wiegt sie 52 kg. Sportlich ist sie nur leicht aktiv. Ihr reiner Erhaltungsbedarf, also die Menge an Kalorien, die sie im Ruhezustand benötigt, ohne irgendeine körperliche Aktivität auszuführen, liegt bei 1340 Kalorien. Diese Energie verbraucht ihr Körper, ohne dass sie dafür irgendetwas tun muss. Ihr Gesamtkalorienbedarf, also der Leistungsbedarf ihres normalen Lebens miteinbezogen, liegt bei 1850 Kalorien. Diese Kalorien müsste sie also jeden Tag mindestens essen, um nicht an Gewicht zu verlieren. Sobald sie also nur ihren Erhaltungsbedarf zu sich nimmt und dann noch einer körperlichen Aktivität nachgeht, rutscht sie automatisch ins Kaloriendefizit und ihr Körper bedient sich an den vorhandenen Reserven.

Man spricht von einem Kaloriendefizit, sobald man unter seinem Gesamtbedarf isst!

Nun könnte man denken, dass automatisch eine Gewichtszunahme erfolgt, sobald ein Überschuss entsteht. Es reicht allerdings nicht, wenn an einzelnen Tagen einmal mehr als gewohnt gegessen wird. Stattdessen muss der Überschuss konstant und über einen längeren Zeitraum erfolgen. Um 1 Kilo Körpermasse in zwei Wochen aufzubauen, müsste die Frau aus unserem Beispiel also zwei Wochen lang jeden Tag 642 Kalorien zusätzlich zu ihrem Gesamtbedarf zu sich nehmen. Damit läge sie also bei einer täglichen Kalorienaufnahme von 2492 Kalorien.

*1 Gramm Fett enthält einen Nährwert von 9,3 Kalorien. 1 Kilo Körperfett besteht also aus 9300 Kalorien, wobei die enthaltenen 300 Kalorien zu vernachlässigen sind, da sie während dem Verdauungsprozess verbrannt werden.*

Dies bedeutet nun nicht, dass sie sich für ihr restliches Leben so ernähren muss, sondern nur exakt so lange, bis ein gewisses Gewicht erreicht ist und der Körper seinen Gesamtumsatz daran angepasst hat. Der Kalorienbedarf, um das zusätzliche Kilo Körpermasse zu erhalten, ist nur unwesentlich höher als der bisherige, muss aber konstant erhalten werden, da ansonsten wieder eine Gewichtsabnahme stattfindet. Es ist daher wichtig, sich auch nicht regelmäßig zu „überfressen" und zu denken, dass man dadurch am besten zunimmt. Sehr schlanke Personen kompensieren dies häufig in den nächsten Tagen unbewusst wieder und essen dann in der Summe insgesamt weniger. Wie eine konstant höhere Kalorienzufuhr erfolgen kann, ohne das subjektive Gefühl zu haben, viel zu viel zu essen, erläutere ich in den späteren Kapiteln.

## BODYMAßINDEX

Der Bodymaßindex ist ein System, in dem Körpergewicht im Verhältnis zur Körpergröße unter dem Einflussfaktor des Alters in Stufen kategorisiert wird.

Als „normal“ gilt für Frauen ein Bodymaßindex zwischen 20 und 24. Ausschläge nach oben oder unten sind jeweils in Über-oder Untergewicht zu verorten. Männer gelten bereits ab einem BMI von 20 als untergewichtig.

Der BMI bietet einen schnellen und simplen Überblick über den Gewichtszustand des Körpers. Jedoch kann er keine Aussage über den Fitnesszustand des Körpers treffen. Gerade Kraftsportler oder Menschen mit einem hohen Anteil an Muskulatur wiegen mehr und fallen eher mal in einen höheren Bereich im BMI als Menschen, die keinen Sport machen, wenig Muskulatur aber dafür vielleicht einen sehr erschlafften körperlichen Eindruck machen.

Diese schlanken, relativ leichten Menschen sind dann eher in einer niedrigen BMI-Kategorie zu verorten und laut Tabelle bereits häufig in einem kritischen, untergewichtigen Bereich, obwohl sie eigentlich gesund sind.

Generell gilt also, dass der BMI als ein Richtwert gesehen werden kann, jedoch bietet er keine Möglichkeit zur Aussage über den Fitnesszustand eines Menschen.

# DIE PROZENTUALE ZUSAMMENSETZUNG DES KÖRPERS

60 Kilo sind gleich 60 Kilo? Weit verfehlt! Eine viel zuverlässigere Aussage über den tatsächlichen Fitnesszustand eines Menschen bietet eine genaue Analyse der Zusammensetzung des Körpers. Häufig starten Menschen, die ihren Körper durch Fitness und Ernährung optimieren wollen, los und stellen fest, dass die Zahl auf der Waage lange Zeit stagniert oder in die jeweilige unerwünschte Richtung nach oben oder unten geht. Hierzu ist zu sagen: Jede körperliche Aktivität hat einen Effekt und gerade gezieltes und langfristiges Training mit einer optimierten Ernährung macht sich optisch bemerkbar. Wird ein bestimmter Pan konsequent umgesetzt, so ist davon auszugehen, dass der gewünschte Fettabbau bzw. Fettaufbau und in jedem Fall der Muskelzuwachs stringent verläuft. Es ist erschreckend, wie 60 Kilo an einem bei gleicher Körpergröße trainierten und an einem untrainierten Menschen aussehen. Was sich ändert, ist die Zusammensetzung von Wasser, Muskulatur und Fett im Körper.

Was jedoch ständigen Schwankungen unterworfen ist, ist das Körpergewicht. Doch woher kommt das? Ist ein Kilo nicht eine ganze Menge? Natürlich ist es das, doch die plötzliche Zu-oder Ab-

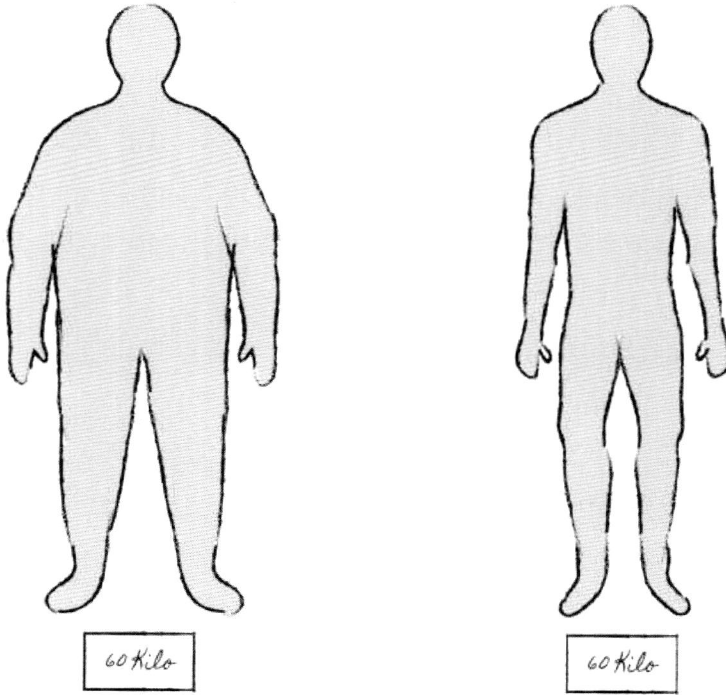


nahme von einem auf den anderen Tag können niemals, und ich betone niemals, ein ganzes Kilo Körperfett oder Muskelmasse betragen. Was diese extremen Schwankungen verursacht, sind der Anteil von Wasser im Körper, der Magen- sowie der Darminhalt.

Unglaublicherweise haben Laufstegmodels häufig einen extrem hohen Körperfettanteil gegenüber normalgewichtigen Menschen. Dies liegt daran, dass viele keine zusätzliche Muskulatur besitzen, sondern einfach nur extrem schlank sind. Sichtbar sind Haut und eventuell hervorstehende Knochen, aber sicher kein Sixpack. Ein Sixpack muss auch bei genetisch begünstigten Frauen durch Training und Senkung des Köperfettanteils bei einem gleichzeitigen Erhalt der Muskulatur erarbeitet werden.

Wie sieht nun die prozentuale Zusammensetzung eines Körpers aus?

**Körperwasseranteil**

Das Körperwasser ist die Gesamtsumme der Flüssigkeiten im Körper. Es umfasst das intrazelluläre sowie das extrazelluläre Wasser, also das gesamte Wasser, das in den Zellen und im Gewebe enthalten ist. Zum Beispiel enthält das Körperfett ungefähr 10% Wasser, während die Muskulatur rund 75% Wasser enthält. Die Normalwerte für den Körperwasseranteil lauten bei Frauen etwa 45 bis 60 % und bei Männern etwa 50 bis 65 %.

**Körperfettanteil**

Der Körperfettanteil besteht aus einem Gewebe, das Fettzellen enthält. Die Fettmasse neigt dazu, sich bei Frauen an den Hüften und Oberschenkeln (Cellulite) anzulagern und beim Mann in der Bauchzone. Die Fettmasse ist der Gegenpart zur Magermasse, die aus den Muskeln, inneren Organen und Knochen besteht. Die Normalwerte für den Körperfettanteil lauten wie folgt:

| Alter | Frauen | Männer |
|---|---|---|
| 20 - 39 | 22% - 33% | 8% - 20% |
| 40 - 59 | 24% - 34% | 11% - 22% |
| 60 - 79 | 25% - 36% | 13% - 25% |

## Muskelmasse

Die Muskelmasse gibt das Gewicht der Muskeln in Ihrem Körper an. Die Muskelmasse besteht aus 3 Arten von Muskeln: die Skelettmuskeln, die glatte Muskulatur und der Herzmuskel. Skelettmuskeln werden auch als quergestreifte Muskulatur bezeichnet. Sie werden durch das Gehirn gesteuert. Ein Beispiel: der Bizeps ist ein Skelettmuskel. Die glatte Muskulatur ist nicht der willkürlichen Kontrolle unterworfen. Sie ist nicht quergestreift und kontrahiert sich autonom ohne willentliche Steuerung. Der Darm ist ein Beispiel für glatte Muskulatur. Der Herzmuskel ist eine Verbindung von Skelettmuskel und glatter Muskulatur: Er ist ein quergestreifter Muskel ohne willentliche Steuerung.

Die Normalwerte für die Muskelmasse lauten wie folgt:

| Alter | Frauen | Männer |
|---|---|---|
| 20 - 39 | 63% - 75,5% | 75% - 89% |
| 40 - 59 | 62% - 73,5% | 73% - 86% |
| 60 - 79 | 60% - 72,5% | 70% - 84% |

Wie man der Graphik entnehmen kann, baut der Mensch im Laufe seines Lebens Muskulatur ab. Die

Folge ist ein verlangsamter Stoffwechsel, eine schlaffere Haut und ein insgesamt schwammigeres Erscheinungsbild. Daher sollte gerade in jungen Jahren für eine stabile Grundmuskulatur gesorgt werden, um diesen Prozess, der durch Alterung ausgelöst wird, zu verlangsamen. Eine gesunde Muskulatur gilt außerdem als Schutz vor Verletzungen, sorgt für einen eleganten und aufrechten Gang und schützt Gelenke, Bänder und Sehnen.

### Knochenmasse

Die Knochenmasse ist das Gewicht der Knochen, die Sie in Ihrem Körper haben. Die Normalwerte für die Knochenmasse lauten wie folgt:

| Frauen | Männer |
|---|---|
| 2,5% - 4% | 3% - 5% |

Bei Training und Ernährungsumstellung ändert sich also nicht gleich das Körpergewicht, sondern häufig stellt der Körper die prozentualen Anteile um. Es wird Muskulatur aufgebaut, Fett abgebaut und eventuell überschüssiges Wasser ausgeschieden. Das Ergebnis ist ein drahtiger, athletischer und definierter Körper. Muskulatur verbrennt außerdem Fett und ist in der Lage, Energie in Form von Glykogen (Kohlenhydrate) zu speichern sowie bei Belastung gleichmäßig freizusetzen. Muskulösere Menschen sind also insgesamt energiegeladener und halten Belastungen besser Stand, da der Körper gelernt hat, die Kohlenhydratspeicher bei Bedarf anzapfen zu können und die Muskulatur zu Höchstleistungen zu bringen.

# Das Märchen vom schnellen Stoffwechsel

„Ich habe einfach einen schnellen Stoffwechsel" oder „ich kann so viel essen wie ich will und nehme einfach nicht zu." Dies sind Sätze, die so oder so ähnlich schon von vielen schlanken Menschen gekommen sind oder mit denen übergewichtige Menschen das scheinbare Schicksal sehr schlanker Menschen rechtfertigen. Tatsächlich gibt es das Prinzip des Stoffwechsels, aber was es damit genau auf sich hat und inwiefern es Ihr Gewicht beeinflusst, soll in den folgenden Kapiteln geklärt werden.

## WAS IST ÜBERHAUPT DER STOFFWECHSEL UND KANN DIESER ZU SCHNELL SEIN?

Das Wort Stoffwechsel ist oft gebraucht und wird häufig in Zusammenhang mit Gewichtsabnahme oder -zunahme gebracht. Tatsächlich bezeichnet es aber einfach die Gesamtheit aller Vorgänge und Prozesse im Körper, die bei jeder beliebigen Aktivität geschehen. Es handelt sich sowohl um Nahrungsverwertungsprozesse als auch die Muskelsynthese sowie alle mikrochemischen Vorgänge, die im Körper ausgelöst werden. Der Stoffwechsel als Gesamtsystem hängt ebenfalls von äußeren Faktoren wie Umwelteinflüsse, Temperatur, hormonelle Einflüsse und anderen Bedingungen ab.

Der „schnelle Stoffwechsel“ ist häufig thematisiert, bezieht sich aber umgangssprachlich gesehen meist immer nur auf einen Teil der körperlichen Vorgänge. Wenn vom schnellen Stoffwechsel die

Rede ist, soll dies häufig andeuten, wie schnell jemand Gewicht verliert oder dass er keine Nahrung ansetzt. Aus medizinischer Sicht stimmt es, dass die Muskelsynthese und der Wasserhaushalt und in seltenen Fällen auch der Fettstoffwechsel durch Krankheiten oder Medikamenteneinnahme beeinflusst bzw. verlangsamt werden. Dies ist auf die Gesamtheit aber ein sehr geringer Teil. Letztendlich läuft der Prozess des Fettansetzens tatsächlich durch einen Überschuss an zu Verfügung stehender Energie hinaus. Da die Muskelmasse im Alter natürlich abnimmt und oftmals auch mit einer Reduktion der Muskelmasse einhergeht, sinkt dementsprechend auch der Energieverbrauch und damit der Energiebedarf. Dieser Vorgang wird dann auf einen „langsamen Stoffwechsel" zurückgeführt, aber letztendlich folgt jeder Körper der Logik der Energiebilanz. Es ist also davon auszugehen, dass untergewichtige Personen angepasst an ihren relativ niedrigen Energiebedarf essen und damit ihr Gewicht halten, oder dass sie sogar unter ihrem Bedarf essen und somit weiter zunehmen. Natürlich wird diese Bilanz auch durch Aktivität nach oben oder unten hin beeinflusst.

Die Wahrnehmung „ich esse sooo viel" ist häufig sehr subjektiv und wird von Person zu Person sehr unterschiedlich wahrgenommen. Eine sehr schlanke Person hat eine komplett andere Auffassung von „viel essen" als beispielsweise eine adipöse Person.

## DER KÖRPER ALS ADAPTIVER ALLESKÖNNER: DER STOFFWECHSEL WÄCHST MIT SEINEN AUFGABEN

Häufig hört man die Aussage: „Ich bin einfach so dick/ dünn/ unsportlich/ dünn/ muskulös (...)". Natürlich gibt es genetisch bedingte bestimmte Voraussetzungen, die im nächsten Kapitel erläutert werden. Häufig hat beispielsweise eine ganze Familie ein bestimmtes Erscheinungsbild. Die ist jedoch nicht nur allein auf die Genetik zurückzuführen, sondern zusätzlich auf ein gewisses erlerntes Verhalten. Vielleicht werden in dieser Familie kollektiv bestimmte Nahrungsmittel zugeführt oder vermieden, regelmäßig zusammen Sport getrieben oder es herrscht einfach eine bestimmte Auffassung von Bewegung und Ernährung im Allgemeinen, die dann jedes

Familienmitglied mehr oder weniger für sich umsetzt und so bestimmte Verhaltensweisen kultiviert. Nimmt man beispielsweise eine Familie unter die Lupe, deren Mitglieder alle mit Übergewicht zu kämpfen haben. Natürlich drängt sich hier die Theorie der Genetik geradezu auf, jedoch ist unter diesen Personen mit Sicherheit kein Hochleistungssportler mit einem ähnlichen Erscheinungsbild dabei. Viel eher lassen sich Ähnlichkeiten im Essverhalten und den Bewegungsgewohnheiten feststellen. Dies gilt ebenfalls für Familien, die sich tendenziell eher im Bereich eines niedrigen Gewichts befinden. Auch hier sind kollektiv andere Ernährungsweisen, Ansichten und Gewohnheiten festzustellen.

Zu diesen Konstrukten gibt es dann natürlich noch Menschen, die in ihren Familien aus der Reihe schlagen und tatsächlich besonders athletisch sind oder andere Merkmale aufweisen. Wie kann das nun sein? Dies hat mit dem Fakt zu tun, dass sich der Körper an Umstände und Gegebenheiten anpasst, um jederzeit die von ihm geforderte Leistung bringen zu können. Haben wir beispielsweise eine hauptsächlich sitzende Tätigkeit und verbringen 10 bis 12 Stunden am Tag in gebückter Haltung am

Schreibtisch, so ist es sehr wahrscheinlich, dass wir diese gebückte Körperhaltung annehmen und bestimmte Muskelgruppen verkümmern. Wir sinken in uns zusammen, der vordere Bereich der Schultermuskulatur verkürzt sich, wobei der hintere Teil überdehnt wird und schwach bleibt. Kennen Sie das Gegenteil eines runden, fest geformten Pos? Es ist der Hintern, der von Bürostühlen und sitzenden Tätigkeiten geformt wurde! Diese Menschen sehen von hinten häufig langgezogen aus, haben einen direkten Übergang von Rücken, Po und Beinen und zusätzlich ein breites, platt wirkendes Hinterteil. Dies hat damit zu tun, dass die Po-Muskeln beim Sitzen ständig überdehnt werden, also langgestreckt sind, und dass die vordere Beugemuskulatur im Hüft- und Lendenbereich zusammengezogen und stark verkürzt ist. Was ist hier geschehen? Der Körper hat sich auf die Tätigkeit eingestellt, die am stärksten von ihm gefordert wird. Das lange Sitzen in der vornübergebeugten Haltung hat seine Spuren hinterlassen, da unser Körper in der Lage ist, sich an jeden Zustand optimal anzupassen.

Ein absoluter Stoffwechselturbo ist ein möglichst hoher Muskelanteil im Körper. Über je mehr

Muskeln Sie verfügen, umso mehr Fett wird effektiv verbrannt und das Erscheinungsbild verbessert. Die Durchblutung funktioniert besser, das Hautbild verbessert sich und man wirkt insgesamt frischer.

Je passiver ein Mensch ist, also je weniger Bewegungsreize auf seinen Körper wirken, umso passiver werden auch der Muskelkorpus und die gesamte Körperhaltung. Je mehr Trainings-und Bewegungsreizen wir unserem Körper aussetzen, umso höher wird der Stress für das gesamte physiologische System und der Körper beginnt, sich langsam an die Belastung anzupassen. Da Sie wahrscheinlich nicht das Problem von extremer Fettleibigkeit haben, wird ihr Körper zwar auch einen kleinen Teil überschüssiges Fett abbauen, aber auch sinnvoll zu nutzende Muskulatur zulegen. Wie dies genau funktionieren kann, wird in den späteren Kapiteln erläutert.

Frische Luft, Bewegung und Aktivität sind außerdem der ideale Appetitanreger und unterstützen Sie dabei, die geeignete Kalorienmenge bei entsprechender Belastung zuzuführen. Bewegung an der frischen Luft wirkt unheimlich regulierend, sowohl bei Menschen mit geringem Appetit als auch bei Menschen mit dem gegenteiligen Problem.

Nun kann es sein, dass sie das Gefühl haben, dass der Stoffwechsel „eingeschlafen" ist. Sie nehmen scheinbar weder zu, noch baut Ihr Körper überschüssiges Fett, was Sie an bestimmten Stellen vielleicht trotzdem gerne loswerden möchten, ab. Häufig hat dies tatsächlich mit schlechten körperlichen Funktionen zu tun. Ihr Körper hat sich quasi auf einen „lauwarmen" Zustand eingependelt, nicht dramatisch schlecht, aber auch einfach nicht hundertprozentig fit. Dies kann tatsächlich mit einer zu geringen Kalorienzufuhr zu tun haben. Durch diese geringe Energiereserve fühlen Sie sich eher kraftlos und unmotiviert zur Bewegung und bewegen sich damit in der Folge auch seltener. Zwar sind Sie vielleicht aktiv und mobil, aber insgesamt nicht kräftig genug, um Ihren Körper in wirkliche Anstrengung zu versetzen. Kraftlosigkeit und Inaktivität sind häufig Begleiterscheinungen von extremen Diäten. Durch die fehlenden Bewegungsreize wird außerdem weitere Muskulatur abgebaut, was dazu führt, dass eventuelle plötzliche körperliche Aktivität als noch anstrengender erlebt und schließlich vermieden wird.

Eine Bauernregel besagt, dass man jeden Tag etwa einen Schweißausbruch im Zuge von körperlicher Aktivität haben sollte. Dies reinigt die Poren, verbessert die Leistung vom Herz-Kreislaufsystem und ist ein natürlicher Wachmacher!

Je mehr Sport und Bewegung Sie in ihren Alltag integrieren, umso wacher, frischer und leistungsfähiger werden Sie sich fühlen!

Auch der regelmäßige Wechsel von bestimmten Makronährstoffen in der Ernährung (Fett, Protein und Kohlenhydrate) scheint sich positiv auf den Stoffwechsel auszuwirken. Extreme Einseitigkeit eines bestimmten Makronährstoffs führt zu einer zu geringen Reizung des Organismus und wirkt sich damit kontraproduktiv auf die Stoffwechselvorgänge aus.

Eine Verbesserung des Stoffwechsels ist also nicht gleichzeitig mit Gewichtsabnahme gleichzusetzen, sondern eher als eine gute Funktionalität bestimmter Stoffwechselprozesse zu verstehen. Für Übergewichtige steht natürlich die Gewichtsabnahme im Vordergrund, doch generell ist ein guter Stoffwechsel eher als die optimale Funktion verschiedenster Prozesse zu verstehen, wozu auch die Muskelsynthese und die Fettverwertung gehören.

## DIE THEORIE DER 3 KÖRPERTYPEN

Bestimmt ist Ihnen schon aufgefallen, dass es unterschiedliche Körpertypen zu geben scheint und bestimmte Personen unterschiedlich auf Nahrung reagieren. Zwar ist es nicht so, dass man durch seine Gene eine „in Stein gemeißelte" Erscheinung zugeteilt bekommen hat. Jedoch gibt es insgesamt einige Unterschiede, die im Folgenden etwas genauer erklärt werden sollen.

## WELCHER ERNÄHRUNGSTYP BIN ICH?

Generell werden in der Ernährungslehre drei unterschiedliche Typen unterschieden. Ähnliche Konzepte existieren auch in abgewandelter Form in der ayurvedischen Ernährungslehre und zeigen im Grunde auf, welche unterschiedliche Beschaffenheit es in der Physiologie des Körpers gibt und auf welche Art der Ernährung man dem Körper am besten gerecht wird.

In der Fachwissenschaft werden drei Stoffwechseltypen unterschieden, die im Folgenden dargestellt werden sollen.

### Ektomorph

Der ektomorphe Stoffwechseltyp zeichnet sich durch ein hageres und schmales Erscheinungsbild aus und ist als sehr effizienter Fettverwerter zu bezeichnen.

Man erkennt sie häufig an einem mittelgroß- bis hochgewachsenen Erscheinungstyp und langen Gliedmaßen sowie eher dünnem Haar. In sportlicher Hinsicht können diese Typen häufig als Marathon-oder Langstreckenläufer Erfolg haben. Ernährungssünden können eher verziehen werden als bei anderen Typen.

Die Kalorienverbrennung dieser Menschen läuft zwar extrem schnell, jedoch fällt es diesem Typ schwer, Muskelmasse aufzubauen. Schulterbereich und Brustkorb bleiben häufig trotz intensivem Training relativ schmal.

Je nach Ziel empfiehlt sich hier eine proteinreiche Ernährungsweise und ein kraftorientiertes Training. Lange und auszehrende Cardioeinheiten sollten vermieden und der Fokus eher auf das Training mit schweren Gewichten gelegt werden.

## Mesomorph

Dieser Stoffwechseltyp zeigt sich durch eine athletische Erscheinung. Er baut schnell Muskulatur auf und verfügt tendenziell über ein idealtypisches Verhältnis zwischen Muskeln, Skelett und Fett. Frauen haben oft eine sanduhrförmige Silhouette mit einem aufrechten Gang, wohingegen Männer häufig bereits durch dezentes Training einen V-förmig trainierten Rücken bekommen.

Erkennungsmerkmale sind häufig markante Gesichtszüge und kräftiges, volles Haar.

Dieser Typ entwickelt meist schnell Muskelkraft und es fällt ihm auch nicht schwer, nach längerer Trainingspause einen guten Trainingszustand wiederherzustellen. Allerdings verbrennt er nicht so viel Fett wie der ektomorphe Typ und muss daher eher auf eine langfristig disziplinierte Ernährung achten, gleicht Ernährungsfehltritte aber häufig schnell wieder aus.

### Endomorph

Menschen des endomorphen Typs sind in ihrer Statur eher kompakt und wirken häufig trotz eines definierten Muskelkorpus schnell konturlos und rund. Die Figur geht häufig eher in die Breite als in die Höhe und die Gliedmaßen sind im Verhältnis zum übrigen Körper eher kurz.

Der endomorphe Typ ist in der Hinsicht von Ernährung eher benachteiligt, da er schneller Fett ansetzt und Nahrung langsamer verbrennt.

Sportlich gesehen sollte er den Fokus auch auf ungeliebte Ausdauereinheiten legen. Kraftübungen sind häufig schnell von Erfolg gekrönt.

### Welcher Typ trifft auf mich zu?

Häufig ist ein Mensch nicht nur durch einen Stoffwechseltyp vertreten. Die dargestellten Typen sind eher als Prototypen zu sehen, da für die meisten Leute eher zwei als ein bestimmtes Merkmal zutrifft. Es ist gut zu wissen, in welche Richtung der eigene

Körper tendiert, um das Beste aus sich heraus zu holen. Je besser man sich selbst diesem Körpertyp zuordnen kann, umso leichter können Stellschrauben zur Optimierung des Körpers gedreht werden.

## UNBEWUSSTER ENERGIEVERBRAUCH IM ALLTAG

Ein nicht zu unterschätzender Faktor in der Energiebilanz sind unbewusste Bewegungen im Alltag. Dazu zählen alle Formen von Bewegung, die außerhalb von gezielten Trainingseinheiten stattfinden. Auf-und Abwippen, Zappeln mit den Füßen und häufiges Aufstehen und Umhergehen hat bereits einen Einfluss. Viele dieser Menschen wirken vielleicht etwas nervös, sie gehen häufig im Supermarkt längere Wege, bewegen sich schneller und nehmen vielleicht eher die Treppe als den Aufzug. Generell ist gegen Bewegung natürlich nichts einzuwenden, sie sollte aber im Hinblick auf den Energieverbrauch in Betracht gezogen werden. Häufig entstehen so Bedarfswerte von 200- 600 Kilokalorien am Tag mehr. Wenn diese durch Ernährung nicht ausgeglichen werden, entsteht unbewusst natürlich wieder ein Kaloriendefizit und der Körper baut Gewicht ab.

# Psychologische Aspekte von Über- oder Untergewicht

Wie jede Lebenseinstellung, Lebensweise und Umstände, in denen wir uns befinden, hat auch Über-oder Untergewicht gewisse psychologische Aspekte. Um eine längerfristige Änderung unserer Gewohnheiten sicherzustellen und dabei auch erfolgreich zu sein, ist es wichtig, alle wichtigen Faktoren diesbezüglich zu kennen. Eine nicht zu unterschätzende Rolle spielen innere

Einstellungen, Prägungen und Erfahrungen. Wenn Sie es schaffen, sich auch diesen Faktoren bewusst zu werden und für sich selbst in Betracht zu ziehen, sind Sie in der Lage, erfolgreich die Kontrolle über Ihre Nahrungsaufnahme zu erlangen und Ihre Ziele langfristig zu erreichen.

## DAS SELBSTBILD UND WIE WIR UNS DANACH AUSRICHTEN

Eines der wichtigsten Faktoren in ALLEN Vorhaben, die wir für uns selbst setzen, ist das eigene Selbstbild, oder auch als Selbstkonzept bekannt. Das Selbstkonzept charakterisiert eine Vorstellung, die wir über uns als Person und über unsere Fähigkeiten haben. Beispielsweise haben wir aufgrund von bestimmten Erfahrungen eine Vorstellung darüber adaptiert, wie erfolgreich, beliebt, zielorientiert oder auch schlau wir sind. Die Vorstellung, dass wir selbst eigentlich eine Art Projektionsfläche für unsere Wünsche und Träume sind, die wir mit spezifischen Fähigkeiten anreichern, von denen wir denken, dass wir sie besitzen oder nicht besitzen, ist geradezu phantastisch. Einerseits zeigt dies die Grenzen auf, die wir uns eigentlich nur selbst setzen und andererseits auch die Freiheit und die Möglichkeiten, diese Grenzen nach oben oder unten hin zu verschieben.

Negative Überzeugungen bzgl. unseres Selbstbildes im Hinblick auf die Fähigkeit, Lebensgewohnheiten und Dinge zu ändern, können beispielsweise sein:

„Ich bin viel zu bequem, um (Sport zu machen/ mich gesund zu ernähren/ regelmäßig zu essen."

„Das hat schon achtmal nicht geklappt, warum sollte es jetzt funktionieren?"

„Ich bin halt so (...)"

„Ich kann einfach nichts durchziehen."

„Ich fühle mich so klein & schwach."

„Ich schäme mich, mich im Fitnessstudio anzumelden, weil (...)"

Diese Aussagen schließen auf ein relativ resigniertes Selbstkonzept. Machen Sie sich jedoch bewusst: SIE alleine entscheiden darüber, wie genau sich Ihr Tag gestaltet und Sie müssen realisieren, dass schon ein ganzer Tag aus hunderten von kleinen Entscheidungen besteht, die entweder in die Erfolgs-oder Misserfolgsrichtung führt.

Das Fatale an diesen Selbstüberzeugungen ist: Je häufiger und eindringlicher wir sie uns jedes Mal wieder vergegenwärtigen, umso stärker halten wir daran fest. Die gute Nachricht ist: Genau das funktioniert auch anders herum. Sie können genau diese negativen Überzeugungen in positive Affirmationen umwandeln und sich selbst täglich darstellen, wie erfolgreich, ausdauernd und kreativ Sie sind, Ihre Vorhaben umzusetzen. Stellen Sie sich Ihre Persönlichkeit als ein weißes Blatt Papier vor. Sie können blaue, dicke Kreise malen und diese mit den Eigenschaften, die Sie gerne hätten, beschriften. Arbeiten Sie daraufhin und versuchen Sie, die Dinge, die Sie tun müssen, um genau diese Eigenschaften zu leben und zu kultivieren, so oft es geht zu praktizieren. Jedes Mal, wenn Sie eine Aktivität, die einer bestimmten Eigenschaft entspricht, ausführen, können Sie einen Teil des Kreises ausmalen. Wenn Sie also die Eigenschaft „Durchhaltevermögen" durch Aktivitäten, die Ihnen schwerfallen, die Sie aber trotzdem durchziehen, gepflegt haben, können Sie einen Teil des Kreises blau ausmalen. Irgendwann werden diese vielen kleinen Aktivitäten zu einer Eigenschaft und sorgen dafür, dass Sie darauf als Ressource in Ihrer Persönlichkeit blicken können.

Sie sehen, es ist also wichtig, sich als ersten Schritt sozusagen einen Vorschuss an Selbstvertrauen und Gütigkeit mit sich selbst zu geben, um diesen Möglichkeitsraum schließlich ausfüllen zu können.

## EMOTIONEN ALS FAKTOR DER SELBSTÜBERZEUGUNGEN

Wie schon im oberen Kapitel zu erahnen, sind Emotionen die Triebfeder und gleichzeitig auch die Schaltstelle unseres Geistes. Das englische Wort „Mindset" trifft eigentlich den Nagel auf den Kopf. Ein positives Mind (Geist)- Set (Einstellungen, Programmierung) zu haben, ist das machtvollste Werkzeug, welches Ihnen zur Verfügung stehen kann. Stellen Sie sich vor, Sie könnten heute einfach *entscheiden,* wie sich Ihr Leben und Ihr Essverhalten ausrichtet. Und das alles mit der Kraft Ihrer Emotionen. Wo begegnen Sie uns eigentlich? Nun, Emotionen sind zunächst erstmal die Triebfeder in allen möglichen Bereichen des Lebens. Sie sind dafür verantwortlich, wenn wir lieben, streiten und generell interagieren, aber auch wie wir uns selbst wahrnehmen. Aus neurowissenschaftlicher Sicht sind Emotionen momentan erlebte, subjektive Gefühle. Sie werden durch chemische Prozesse in unserem Körper gebildet. Diese komplexen chemischen Zusammenhänge sind vom Zusammenspiel einzelner Botenstoffe wie Serotonin, Dopamin und dem Streselement Cortisol geprägt. Der Neurowissenschaftler Gerald Hüther[1] berichtet beispielsweise, dass Lernprozesse schneller und nachhaltiger gelingen, wenn sie Spaß machen. Durch das ausgeschüttete Glückshormon werden neuronale Verknüpfungen schneller gebildet und das Gelernte schließlich im Körper installiert. Dies ist der Grund, warum uns Dinge, die uns generell Spaß machen, auch leichter fallen. Kinder lernen beispielsweise in relativ kurzer Zeit viele Dinge und machen natürlicherweise ständig riesige Entwicklungssprünge. Dies hat unter anderem damit zu tun, dass sie noch kein Selbstkonzept über „Scheitern" und „Selbstzweifel" entwickelt

---

[1] Vgl. Gerald Hüther (2011): *Wer wir sind und was wir sein könn*ten. Ein neurobiologischer Mutmacher. Fischer Verlag, Frankfurt am Main.

haben. Ein gesundes Kind fällt einfach so oft hin, robbt über den Boden und zieht sich an Gegenständen hoch, bis es schließlich irgendwann einen Schritt tut. Es denkt gar nicht darüber nach, ob es sich denn jetzt lohnt, laufen zu lernen oder man das jetzt nicht besser sein lässt. Und so entwickelt sich der ungebremste Explorationstrieb, also der Entdeckerdrang und die Freude der eigenen Entwicklung, die sich ständig aus sich selbst heraus motiviert.

Diese Beharrlichkeit ist unglaublich und stellt die allermeisten Erwachsenen in ihren Vorhaben absolut in den Schatten. Natürlich kann sich ein mathematisch uninteressierter Mensch mit vollem Einsatz durch ein Maschinenbaustudium quälen. Er wird jedoch selbst bei gleicher Intelligenz nie so gut sein, wie eine Person, die ihre ganze Imaginationskraft und Motivation zur Sache dazu nutzt, diesen Beruf zu erfassen und auszuüben. Bei der letzteren Person können nämlich durch das emotional positiv besetzte Thema „Maschinenbau" schneller und einfacher neuronale Verknüpfungen hergestellt werden, die schließlich dazu dienen, mit dem jeweiligen Thema zu arbeiten. Es kann daher gar nicht genug betont werden, wie wichtig es ist, dass du Dinge tust, die dir einfach Spaß machen.

Ein weiteres, interessantes Phänomen ist die Tatsache, wie Emotionen und daraus resultierende Erfahrungen deine Lebensweise nachhaltig beeinflussen. Der bekannte Arzt Joachim Bauer[2] konnte beispielsweise das Phänomen erklären, wie Erfahrungen unseren DNA Code nachhaltig verändern. Diese Erkenntnis ist absolut durchschlagend und belegt im Grunde was viele schon geahnt haben:

*Wir werden durch unsere Erfahrungen geprägt.*

Dies geschieht in erster Linie mit einschneidenden Erfahrungen wie Traumata, aber auch hier gilt: Steter Tropfen höhlt den Stein. Bist du also dauerhaft negativ und „etwas" schlecht gelaunt, hat dies einen ähnlich weitreichenden Einfluss auf deinen genetischen Code wie punktuelle, schwerwiegende Ereignisse. Nun könnte man meinen, dass dann ja „sowieso alles egal" ist, wenn wir durch die negativen Erfahrungen in unserem Leben geprägt werden.

---

[2] Vgl. Joachim Bauer (2015): Das Gedächtnis des Körpers. Wie Beziehungen und Lebensstile unsere Gene steuern. Piper Verlag Gmbh, München/ Berlin.

Die gute Nachricht hierbei ist: Auch diese neuronalen Verknüpfungen, in denen Negatives und schlechte Angewohnheiten gespeichert sind, lassen sich überschreiben. Negatives Denken kann tatsächlich eine schlechte Angewohnheit sein! Und wie jede Angewohnheit funktioniert auch diese: Übung macht den Meister! Wenn wir uns also ständig Sorgen machen, mit negativen Themen beschäftigt sind und Probleme analysieren, werden wir Meister in dem, was wir tun: Dem negativen Denken! Sämtliche neuronale Verknüpfungen werden hinsichtlich diesen Themas angestoßen und entwickeln sich. Das Fatale daran ist, dass wir dann auch im Alltag dazu geneigt sind, auf diesen „Wissensfundus" zurück zu greifen und so neu gemachte Erfahrungen mit diesem alten, gefestigten „Wissen" verarbeiten oder wie man in der bildungswissenschaftlichen Sprache sagt: elaborieren. Hier zeigen sich dann die typischen „Erbsenzähler". Menschen, die an allem etwas zu bemängeln haben und quasi das „Haar in der Suppe" suchen. Sie sind nicht unbedingt schlechte Menschen, aber sie haben sich irgendwann in ihrem Leben die Fähigkeit antrainiert, möglichst schnell möglichst viele negative Punkte an einem Erlebnis oder einem großen Gesamtbild herauszudeuten. Dies geschieht deshalb, weil unser Geist leicht zu konditionieren ist.

Häufig hört man von diesen Menschen: „Ich habe es ja gleich gewusst“, wenn irgendeine negative Begebenheit eintritt. Dieser Vorgang entsteht zunächst präventiv, nämlich um das eigene Selbstkonzept vor Beschädigungen zu schützen. Niederlagen sind nämlich leichter zu ertragen, wenn man es eben „vorher schon gewusst hat“. Im weiteren Verlauf ist es immer wahrscheinlicher, dass man Dinge schon im Vorfeld schlecht redet, um bei negativem Ausgang sagen zu können: „Das war mir ja schon von Anfang an klar“. Schwierig wird es, wenn sich dieses Verhalten zu einem Selbstläufer entwickelt: Die negativen Vorahnungen etablieren sich immer mehr und eventuell wird unterbewusst sogar darauf hingearbeitet, dass gewisse Dinge einen negativen Ausgang nehmen. Et voilà, die selbsterfüllende Prophezeiung ist geboren!

Die gute Nachricht ist, genauso wie diese neuronalen Prozesse in die eine Richtung ablaufen, so funktionieren sie auch in die andere Richtung:

*Sie sind der aktive Steuerer Ihrer eigenen Gedanken.*

Die oben beschriebenen, negativen Vorgänge laufen meistens relativ unbewusst ab, da sie häufig mit Prägungen aus der frühen Kindheit zu tun haben. In dieser einschneidenden Lebensphase manifestieren sich sowohl Selbst- als auch Fremdempfinden. Da dies meistens unbearbeitet und unreflektiert bleibt, sind wir uns also bestimmten Musterhaftigkeiten nicht bewusst. Durch das aktive Bewusstmachen von Gedankenspiralen, Bildern von Ihnen selbst und über andere und erworbenen bzw. übernommenen Mustern oder zumindest dem Wissen darüber, dass es diese gibt, können Sie zunächst erstmal eine Distanz zwischen Ihnen als Person und den negativen Empfindungen schaffen. Grenzen Sie sich davon ab und sehen Sie, dass Sie als Mensch häufig nur eine Projektionsfläche von Erfahrungen und Wahrnehmungen Ihrer eigenen und fremder Gefühle sind. Stellen Sie sich vor, Sie sind wie ein weißes Blatt Papier, was Sie nach Belieben bemalen können. Die Struktur, der Untergrund des Blattes ist häufig vorgegeben, doch über die Farben entscheiden Sie!

# POSITIVE UND NEGATIVE GEDANKEN ALS ERLERNTER MECHANISMUS

Wie schon zuvor angedeutet, laufen die allermeisten mentalen Prozesse unbewusst ab. Durch Achtsamkeit mit uns selbst und unseren Gedanken, aber auch durch Meditationsübungen, verschiedene Coaching- oder Therapieformen kann es gelingen, das Unbewusste auf eine bewusste(re) Ebene zu bringen. Je nach Schweregrad kann dies sehr hilfreich sein, im Regelfall kann dies aber auch durch eine aufmerksame Geisteshaltung und eine etwas gezieltere Übung gelingen. Wann immer Negativität also aufzieht, schaue dir die Gedanken vor deinem inneren Auge an. Lasse es auf dich wirken und entscheide dann aktiv, ob du dich ihm zuwenden möchtest oder nicht. Du kannst diese Gedanken dann weiterziehen lassen. So wird dir ganz deutlich, dass deine negativen Gefühle nicht dich als Person definieren, sondern stimmungsmäßig gewissermaßen auch mal kurzzeitig autonom agieren und wir uns von dieser Intensität regelrecht überrannt fühlen.

Wie schon besprochen sind Gedankenschleifen häufig neuronale Verknüpfungen und daher bereits von dir durch „den regelmäßigen Gebrauch" eingeübt. Aus verschiedenen Gründen ist es oft leichter, negative Gedankenschleifen einzuüben. Wie dies häufig geschieht, wurde bereits im Kapitel „Die Macht der Emotionen" beschrieben. Die gute Nachricht ist hierbei wieder:

*Positives Denken kann man lernen.*

So wie alle anderen scheinbar nebenbei ablaufenden Vorgänge wie Autofahren usw. kann man auch positives Denken lernen. Es bedient sich in kognitiver Hinsicht ebenfalls wie das Fahrradfahren dem impliziten Gedächtnis, was für alle unbewusst ablaufenden Vorgänge vorhanden ist. Einmal gelernt, schon verinnerlicht! Wir alle können uns an unsere erste Fahrstunde erinnern. Das Lenken war leicht, bis wir plötzlich gleichzeitig kuppeln und die Gangschaltung bedienen mussten. Dieser relativ komplexe Bewegungsablauf musste zunächst mit häufig einhergehendem „Abwürgen" des Motors erlernt wurden und ist mittlerweile zu einem vollkommen automatisierten Ablauf geworden. Wie mühselig es am Anfang doch ist, alle wichtigen Details zu berücksichtigen und dann auch noch richtig auszuführen! Nachdem dieser Ablauf einmal richtig erlernt wurde, geschieht er später vollautomatisiert und es verlangt uns keine Anstrengung mehr ab, dessen Ausführung abzurufen.

Nach dem gleichen Schema funktioniert auch das positive Denken. Wirken Affirmationen, also positive Sätze, die Sie über sich selbst sagst wie „Ich bin stark und gelassen und fokussiere mein Ziel" am Anfang etwas affektiert oder künstlich, werden Sie längerfristige Effekte bemerken. Es muss Ihnen am Anfang künstlich vorkommen, da Sie so gut wahrscheinlich noch nie von sich und zu sich gesprochen haben. Ebenfalls müssen Sie die Sätze nicht laut sagen, die Wirkung dies vor dem Spiegel zu tun und es vor allem regelmäßig zu tun, ist jedoch beeindruckend.

Bei der Verwendung von Affirmationen ist es wichtig, dass Sie Sätze formulieren, die nicht vollkommen unrealistisch und die theoretisch als Ziel in näherer Zeit erreichbar sind. Sie müssen sich schließlich selbst glauben können und diese Ziele für erreichbar halten. Weiterhin ist es wichtig, Ich-Sätze zu bilden, die sich auf Ihre gewünschten

Eigenschaften und Charakterzüge beziehen. Auch wenn Sie wissen oder annehmen, nicht hundertprozentig gelassen und ruhig zu sein, räumen Sie sich durch die Affirmation den Möglichkeitsraum ein, diese Eigenschaft aufzubauen und zu kultivieren.

Affirmationen sind deshalb so geeignet, ein positives Denkmuster zu pflegen, da die Anwendung klar und einfach ist. Affirmationen an sich sind jedoch (noch) nicht geeignet, wenn die Grundstruktur unseres impliziten Denkens noch extrem negativ ausgerichtet ist. Je negativer unser *Mindset* ist, umso schwerer wird es fallen, Affirmationen zu formulieren und anzuwenden.

Ein wunderbares, einfaches Mittel des positiven Denkens ist die Methode des Visualisierens. Mit dem Visualisieren lässt du vor deinem inneren Auge Bilder von Situationen, Gefühlen und Ereignissen entstehen, die natürlich positiv ausfallen. Diese Methode ist unglaublich beeindruckend und deshalb so wirksam, weil die Verwendung von inneren Bildern häufiger mit Emotionen belegt ist als die Verwendung von relativ abstrakten Sätzen. Wie Sie also schon erfahren haben, kurbeln positive Emotionen Lernprozesse und die Entstehung von neuronalen

Verknüpfungen an. Je mehr Sinne und Kanäle du mit deinem Visualisieren ansprichst, umso wirkungsvoller wird dies ausfallen. Einfach weil es für Ihre eigene Wahrnehmung echter und authentischer wirkt und der Input so auf mehreren Ebenen aufgenommen werden kann.

Stellen Sie sich beispielsweise vor, wie Sie tatsächlich Spaß am Kochen und an Nahrungsmitteln haben. Schließen Sie die Augen und riechen Sie die leckeren Zutaten und Gewürze. Stellen Sie sich die Konsistenz ihrer Lieblingsspeisen vor, wie Sie sie auf Ihrer Zunge fühlen können. Sie *möchten* das Essen und die Nahrungsaufnahme zu einem Lebensmittelpunkt machen, weil Sie erkannt haben, wie energetisierend und wohltuend die richtige Nahrung für Sie ist. Es verhilft Ihnen zu einer ungeahnten Kraft und Lebensenergie, endlich sind sie ausreichend mit allem versorgt, was Sie brauchen. Nun können Sie ALLES angehen, was Sie sich vorgenommen haben.

# EINFLUSSFAKTOREN VON PERSÖNLICHEM ERFOLG

Sie haben schon mehrere Male versucht zuzunehmen und sind jedes Mal wieder daran gescheitert? Glauben Sie mittlerweile schon, dass Sie einfach nicht zunehmen können, egal wie hart Sie es versuchen?

Dann sage ich Ihnen, wenn Sie es schon so oft versucht haben und immer wieder gescheitert sind, haben Sie einfach noch nicht den richtigen Plan gefunden und langfristig für sich umgesetzt. Zweifeln Sie also nicht an sich, sondern nehmen Sie ihre Ausgangslage unter die Lupe und werden Sie persönlich aktiv. Es gibt ein großartiges englisches Zitat, was auch diese Situation sehr treffen beschreibt:

„Hard work beats talent!"

Natürlich ist es kein Talent im herkömmlichen Sinne, Gewicht zuzunehmen. Ersetzen Sie „talent" für sich eher als „Veranlagung", also eine scheinbar naturgegebene Eigenschaft. „Hard work" ist als Durchhaltevermögen, Biss und Zielstrebigkeit zu verstehen. Die Fähigkeit, jeden Tag aufzustehen und zu sehen, dass dieser eine Tag zählt. Vernachlässigen

Sie also nicht ihre neu erlernten Routinen und Eigenschaften, sondern sehen Sie jeden Tag als Übungsfeld an, an dem Sie bestimmte Gewohnheiten trainieren und in ihre langfristigen routinemäßigen Abläufe übergehen lassen.

Ein nicht zu unterschätzender Faktor für Ihren persönlichen Erfolg ist Zeit. Viele Menschen üben bestimmte Dinge nur über einen relativ kurzen Zeitraum hochintensiv aus und ärgern sich hinterher, dass sie keine Erfolge erzielen können.

Daher kann gar nicht oft genug betont werden, dass Sie machbare und für Sie realisierbare Veränderungen in Ihr Leben einbauen. Es geht nicht darum, bestimmte Essgewohnheiten radikal für 4 Wochen durchzuziehen. Schließlich möchten Sie Ihr Leben lang etwas von Ihren Bemühungen haben, weshalb es auch klar ist, dass diese Bemühungen im Alltag umzusetzen sein müssen.

An schnellen Erfolgen ist ablesbar, wie motiviert Sie sind, aber an beständigen Entwicklungen wird sichtbar, wie ernst Sie Ihr Vorhaben nehmen!

## STRESS IM ALLTAG UND DER EINFLUSS AUF UNSERE ERNÄHRUNG

Ein nicht zu unterschätzender Faktor, der als großer Aspekt in der Beeinflussung unserer Ernährung eine Rolle spielt, ist persönlicher Stress. Es gibt unterschiedliche Arten von Stress: Stress im persönlichen Bereich, also im Familien-und Beziehungsleben, aber auch in der allgemeinen Lebensführung, den beruflichen Strukturen und dem alltäglichen Erleben.

Nun gibt es in Bezug auf Ernährung zwei unterschiedliche Typen und Arten, wie diese auf Stress reagieren. Manche Menschen, zu denen Sie schätzungsweise nicht gehören, neigen dazu, extrem viel mehr zu essen und ihren Stress mit Nahrung zu kompensieren. Sie sind sogenannte „Stressesser“. Anderen schlägt Stress im wahrsten Sinne des Wortes auf den Magen und sie verlieren schlicht ihr Appetitgefühl. Diese Menschen verlieren gerade in Extremsituationen in kurzer Zeit viel Gewicht und sehen schnell sehr ausgezerrt aus. Essen wird häufig einfach vergessen oder aus mangelnden Hungergefühlen nicht ausreichend wahrgenommen. Häufig reguliert sich dies von selbst wieder, doch was tun, wenn der Stress einfach nicht nachlässt? Es ist wichtig, dass Sie den Überblick über diese Einflussbereiche erlangen, da wir sonst zulassen, dass sie uns ständig beeinflussen und uns die Energie rauben. Daher habe ich Ihnen im Folgenden einige Tipps aufgelistet, die helfen sollen, der stressbedingten Gewichtsabnahme vorzubeugen oder diese ein für alle Mal einzustellen.

### 1. Verorten Sie die Stressfaktoren

Häufig befinden sich die Stresspunkte in unserem nahen Umfeld und wir sind uns ihnen absolut nicht bewusst. Wir spüren meist eine gewisse Unzufriedenheit, eine innere Anspannung oder sogar eine leichte Aggression.

Häufig weiß man immer erst im Nachhinein, wenn der spezifische Dauerstressauslöser verschwunden ist, wie sehr uns dieser eigentlich eingeschränkt oder unter Druck gesetzt hat.

Eine wirkungsvolle Methode, wie der „Stresser" verortet werden kann, ist zu sehen, WAS uns den Schlaf raubt oder womit wir überdurchschnittlich viel Zeit zum Grübeln verbringen. Was ist Ihr letzter Gedanke vor dem Einschlafen und was der erste beim Wachwerden? Ist es positiv oder negativ? Wenn es negativ ist, mit welchen Umständen oder Personen ist dies verknüpft?

## 2. Stressfaktoren in unterschiedlichen Lebensbereichen

Nachdem Sie die grobe Richtung der Stressfaktoren verortet haben, können Sie sicher sagen, aus welchem Bereich der Hauptstressfaktor in etwa stammt. Insgesamt gibt es einige größere Lebensbereiche, die belasten können. Interessant ist, dass äußere Belastungen wie Finanzen nicht als extrem erlebt werden, wenn die Ebene der Familie und der Beziehungen stabil ist. Als Lebensbereiche gelten Gesundheit, Berufsleben, Partnerbeziehung (auch die nicht vorhandene!), Finanzen, Familie, persönliches Wachstum, Freundeskreis und allgemeine Lebenssituation. Psychologischen Erkenntnissen zufolge nehmen Gesundheit, Partnerbeziehung und persönliches Wachstum bei den meisten Menschen den größten mentalen Raum ein. Wenn es also andauernde Konflikte oder Problemlagen in einem dieser Bereiche gibt, wird dies tendenziell als stressiger erlebt, als wenn in einen der anderen Bereiche

Probleme entstehen. Diese können durch die drei stabilen Kernaspekte tatsächlich gut kompensiert und aufgefangen werden. Die drei genannten Bereiche, also Gesundheit, Partnerbeziehung und persönliches Wachstum, sind schätzungsweise daher so präsent, da sie das Selbstkonzept und die ganz persönlichen Seiten eines Individuums betreffen. Sind diese Aspekte im Gleichgewicht, haben Sie die Kraft, auch andere Probleme anzugehen. Demzufolge fühlen Sie sich weniger überwältigt.

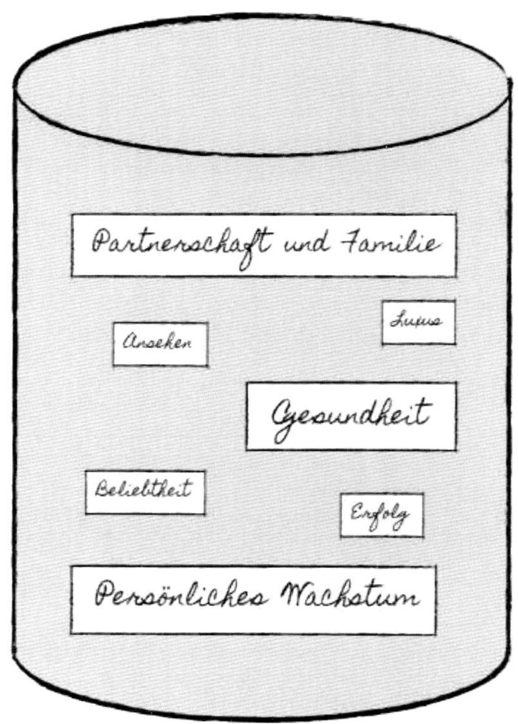

Priorisieren Sie also die Dinge, die Ihnen gut tun. Wenn irgendwas zulasten Ihrer Gesundheit, die wahrscheinlich das höchste Gut darstellt, geht, ist Ihre Handlung gefragt: Werden Sie aktiv und übernehmen Sie Verantwortung für sich. Machen Sie die Gründe aus, die an Ihrer Gesundheit und Ihrem Wohlbefinden nagen und eliminieren Sie diese ein für alle Mal. Gehen Sie dabei äußerst radikal vor.

Im Grunde gilt es also im ersten Schritt, den Stress in den drei großen Einflussbereichen Ihres Lebens zu verorten.

### Partnerschaft

Leben Sie in einer ungesunden, abhängigen oder blockierenden Paarbeziehung, die Sie grundlegend an Ihrem persönlichen Selbstwert und Wohlbefinden hindert? Raubt Ihnen diese Beziehung regelmäßig die Ruhe und den Schlaf. Gibt es immer wiederkehrende Konflikte, die nicht zu bewältigen sind? Betrachten Sie die Gesamtsituation und die Einzelschicksale, die von bestimmten Entscheidungen eventuell betroffen sind. Überlegen Sie nun, inwiefern es Sinn macht, in einer Sie unglücklich machenden Beziehung zu verharren.

Stellen Sie sich folgende Fragen:

1. Gibt es mir mehr Kraft als es mich Energie kostet?
2. Macht es mich glücklich?
3. Würde ich mir eine ähnliche Situation für meine Kinder oder Menschen, die mir wichtig sind, ebenfalls genauso wünschen?
4. Befinde ich mich in einer erstrebenswerten Lage?
5. Habe ich mit dieser Person mehr Übereinstimmungen als zu lösende Konflikte?

Wenn Sie bereits mehr als zwei Fragen mit „nein“ beantwortet haben, so ist dies ein ziemlich deutlicher Indikator, die aktuelle Beziehung auf den Prüfstand zu stellen und unter Umständen wirklich radikale Entscheidungen zu treffen. Sie können sich nicht vorstellen, welchen Einfluss ungesunde Beziehungen auf unser Wohlbefinden und damit auch auf unser Essverhalten haben. Wenn Ihnen diese Beziehung also im wahrsten Sinne des Wortes auf den Magen schlägt, ist dies ein Alarmsignal, dass Sie bezüglich ihres Stressmanagements etwas ändern dürfen.

## Arbeitsplatz

Falls Sie Ihre Arbeit als einen eventuellen Stressauslöser verortet haben, nehmen Sie die dortigen Gegebenheiten genauer unter die Lupe. Sie verbringen im Durchschnitt gesehen die meiste zusammenhängende Zeit des Tages auf der Arbeit. In den häufigsten Fällen ist es dies, was uns den ganzen Tag auf Trab hält. Die Arbeit ist der Ort, an dem wir Menschen, Situationen und Gegebenheiten begegnen und uns damit auseinandersetzen müssen.

Der Arbeitsplatz gibt uns unsere Tagesstruktur vor. Viele Menschen arbeiten im Schichtdienst, was häufig als besonders intensiv hinsichtlich des Biorhythmus erlebt wird. Das Schlaf-, Ess- und Trinkverhalten wird davon beeinflusst und muss teilweise komplett darauf eingestellt werden. Gerade Personen, die nachts arbeiten, stellen ihren natürlichen Ablauf komplett auf den Kopf. Wenn Sie davon betroffen sind, stellen Sie sicher, dass auch in Nachtschichten eine Nahrungsaufnahme stattfindet. Polizisten, die beispielsweise die ganze Nacht auf Streife sind, können nicht einfach ihr Abendessen um 18 Uhr einnehmen und dann eventuell wieder um 08

Uhr morgens frühstücken. Ihr Energielevel verschiebt sich komplett und sie brauchen einfach die zusätzliche Kraft, um ihre Arbeit erfolgreich ableisten zu können.

Auch Menschen in helfenden Berufen, die beispielsweise in Krankenhäusern oder anderen stationären Einrichtungen arbeiten, sind besonderen Belastungen ausgesetzt. Sie tragen extrem viel Verantwortung für mehrere Menschen gleichzeitig und müssen stets perfekt funktionieren. Besonders Berufe im medizinischen Bereich werden häufig körperlich als sehr belastend empfunden. Es ist hier also besonders wichtig, auf sich zu achten. Denn nur wer selbst gut versorgt ist, ist wirklich in der Lage, anderen zu helfen. Laden Sie daher regelmäßig Ihre eigenen Reserven auf und geben Sie darauf Acht, dass Sie keine Mahlzeiten auslassen oder mit ungesunden Ersatzstoffen wie Koffein oder Nikotin ersetzen.

Die Schwierigkeit der Nachtdienste kann Ihnen natürlich niemand abnehmen, aber es ist einfach wichtig, so gut es geht damit umzugehen.

→ Nehmen Sie Snacks mit auf die Arbeit.

→ Bereiten Sie sich zuhause eine leckerere Mahlzeit zum Mitnehmen vor.

→ Trinken Sie ausreichend Wasser.

→ Essen Sie auch im Nachtdienst etwa alle 4 Stunden eine Kleinigkeit.

Als gute Snacks zum Mitnehmen eignen sich Nüsse in allen Variationen, Bananen, Energieriegel und ruhig auch Schokolade.

Packen Sie sich Reste vom Abendessen ein und nehmen Sie diese mit. Nudel-, Reis- und andere Pfannengerichte eignen sich hervorragend zum Mitnehmen und sind häufig schnell zubereitet. Die Kohlehydrate sättigen und stellen Ihnen schnell die benötigte Energie zur Verfügung.

Aber auch in normalen Bürojobs kann es eine Herausforderung sein, sich ausreichend und gesund zu ernähren. Die Gegebenheiten stellen häufig hohe Anforderungen an die Mitarbeiter und der Stresspegel steigt schnell mal an. Auch hier kann immer nur wieder betont werden: Achten Sie auf sich selbst und nehmen Sie sich Zeit zum Essen.

Priorisieren Sie Ihre Pause als Auszeit zum Essen und genießen Sie Ihr Mittagessen in aller Ruhe. Nehmen Sie in dieser Zeit keine Aufträge von anderen entgegen und fokussieren Sie sich ganz auf sich. Auch wenn Ihre Kollegen sich vielleicht hastig mit einem Stückchen vom Bäcker als Mittagessen zufriedengeben, seien Sie anders. Sie sind bewusst, gönnen sich eine Pause, um dann nach der Pause wieder voll einsatzbereit zu sein.

Gegen 15 Uhr entsteht dann häufig wieder eine Art Mittagsloch. Der Abfall von verschiedenen neuronalen Botenstoffen ist dafür verantwortlich und sorgt dafür, dass wir uns um diese Tageszeit müde und schlapp fühlen. Planen Sie sich also auch für diese Zeit einen Snack als Zwischenmahlzeit ein, bevor der Hunger Sie überfällt. Trinken Sie diesen Hunger nicht mit Kaffee weg, sondern gönnen Sie sich eine Zwischenmahlzeit. Besonders energiespendend sind beispielsweise selbstgemachte Energyballs aus verschiedenen Trockenfrüchten und Nüssen.

Zur Inspiration gibt es hier ein kleines und schnelles Rezept für die „Do it yourself Energie Kugeln“:

2 Portionen *S.O.S Energyballs*

***Zutaten:***

*50 Gramm gehackte Haselnüsse*

*50 Gramm Datteln*

*50 Gramm Kokosraspeln*

*1 Esslöffel Erdnussbutter*

***Zubereitung:***

*1. Gebe alle Zutaten zusammen in einen leistungsstarken Mixer und vermenge alles solange, bis eine gut zusammenklebende Masse entsteht.*

*2. Hebe die Masse aus dem Mixer heraus und lege sie auf eine glatte Unterlage.*

*3. Teile die Mischung nun in Stücke und forme kleine Kugeln daraus und lege diese in eine Schüssel. Rollen Sie die Kugeln, wenn sie möchten, in Kokosraspeln.*

*4. Lasse alles etwa eine Stunde vor Verzehr im Kühlschrank erkalten.*

*5. Guten Appetit!*

Manchmal geht die Tätigkeit an einem Arbeitsplatz jedoch über ein normales Stresslevel, was mit Selbstorganisation verbessert werden kann, hinaus, und ist auch noch aus anderen Gründen belastend.

Dies kann mehrere Gründe haben, die ebenfalls einen schädlichen Einfluss auf Ihre Gesundheit haben können. Viele Menschen in Deutschland haben mit Angststörungen, Depressionen und Burn-out zu kämpfen! Untersuchen Sie auch dies genauer:

Ist es die Tätigkeit an sich oder die Menschen, die diesen Arbeitsplatz gestalten, die Ihren Alltag vielleicht schwer erträglich machen?

Seien Sie ehrlich zu sich selbst! Manchmal ist der vermeintliche Traumjob ganz anders als vermutet oder passt gar nicht zu ihren Fähigkeiten. Sie wollten vielleicht immer Lehrer werden, aber haben herausgefunden, dass es eigentlich gar nichts für Sie ist, vor Menschengruppen zu stehen? Sie haben Finanzmathematik studiert, aber herausgefunden, dass der Job Sie eigentlich zu Tode langweilt? Das passiert! Gestehen Sie sich ein, dass Ihre Potenziale einfach woanders liegen und dass es Ihr einziger wirklicher Job ist herauszufinden, wo sich diese eigentlich befinden! Falls Sie also die Tätigkeit Ihres Berufs runterzieht, wird es vielleicht einfach Zeit für einen Neubeginn! Holen Sie sich für ein solches Vorgehen Unterstützung. Beziehen Sie Ihre/n Partner/in sowie Ihre Familie und Ihre engsten Freunde mit ein und bitten Sie eventuell darum, dass Sie in der Zeit ihres Neubeginns im Alltag unterstützt werden. Sie müssen nicht alles alleine schaffen. Auch wenn der Weg vielleicht aussichtslos erscheint, machen Sie sich klar: Ihre momentane Situation ist wahrscheinlich untragbarer und die Investition ist es wert, wenn Sie Ihre Lebensqualität zurückgewinnen können. Orientieren Sie sich also neu und gehen Sie neue Wege!

Der andere, bereits oben erwähnte Fall geht davon aus, dass Ihnen nicht die Strukturen, sondern die menschlichen Kontakte auf der Arbeit auf den Magen schlagen. Das wichtigste bei kleineren Konflikten ist:

Werden Sie aktiv und suchen Sie das Gespräch. Vermeiden Sie es, unangenehme Situationen länger als nötig auszuhalten und sprechen Sie Dinge an, die Sie stören und belasten. Falls Konflikte mit Kollegen nicht so leicht lösbar sind, schlagen Sie vor, dass in einer gemeinsamen Beratung oder Teamsupervision Ihr Konflikt thematisiert und bearbeitet wird. Auch wenn sich Probleme dabei nicht über Nacht lösen lassen, so ist doch wichtig: Sie sind aktiv und übernehmen das Ruder. Kommen Sie heraus aus der passiven Rolle und gehen Sie wichtige Themen an.

Falls Sie sich in einer dermaßen untragbaren Situation befinden sollten, in der eventuell Mobbing ein Thema ist, wenden Sie sich bitte direkt an höhere Instanzen, um Ihren Konflikt zu klären. Diese Konflikte können so belastend sein, dass sie massive Auswirkungen auf Ihr tägliches Wohlbefinden haben. Wenn die Situation so ist, dass es zu nicht zu einer Klärung und einer anschließenden Verbesserung kommt, kann es auch eine Option sein, zu kündigen. Fakt ist, Sie müssen sich untragbaren Situation NICHT aussetzen und diese durchhalten!

# Bausteine der gesunden Ernährung

## BACK TO BASICS

Das Gegenstück zu den dargestellten Fallstricken der Ernährung in unserer Gesellschaft ist wieder ein Ansatz, der eigentlich zu simpel ist, um wahr zu sein. Trotzdem tut man sich auch hier in der Umsetzung relativ schwer.

Der Konsum von ausschließlich oder möglichst naturbelassenen und unverarbeiteten Lebensmitteln in hochwertiger Qualität führt die Ernährung auf ein „neues" Level.

Grundsätzlich gilt, umso verarbeiteter ein Lebensmittel ist (das Endprodukt ist die Tiefkühllasagne!), desto nährstoffärmer und zusatzstoffreicher ist es. Hierbei handelt es sich also um ein hochgetuntes, haltbargemachtes Produkt, welches für den Körper kaum verfügbare Nährstoffenergie und Vitamine bereithält. Unverarbeitete Lebensmittel sind beispielsweise Gemüse, Obst, Fisch und Fleisch. Weitgehend unverarbeitete Getreidesorten stellen Haferflocken, Quinoa, Amaranth, Nüsse, Samen und Keime dar. Milchprodukte sind schon weitestgehend verarbeitet, erhitzt und oft erst als Quark, Käse oder Sahne vorzufinden.

Absolut verarbeitete Lebensmittel sind Backwaren, Süßigkeiten, Wurst- und Molkereiprodukte, Knabbergebäck und Softgetränke. Nebenbei zu nennen sind natürlich auch Fertigprodukte, die paniert, vorfrittiert und in Plastik verpackt sind.

Mit einem Blick in den Kühlschrank wird man schnell feststellen, wie viele industriell gefertigte Produkte man finden kann und wie wenig „echte“ Nahrungsmittel zur Verfügung stehen. Grillsaucen und Ketchup reihen sich neben Aufstrichen,

Aufschnitten und den kleinen, süßen Fruchtjoghurtbechern ein.

Konsequent durchdacht kommt man schnell zu dem Schluss, dass mit dieser Auswahl von *echten* Nahrungsmitteln natürlich nicht immer alles zur Verfügung steht. Die Auswahl würde also eher auf saisonale und regional produzierte Lebensmittel fallen. Zu unterschiedlichen Jahreszeiten stehen unterschiedliche Lebensmittel zur Verfügung. Erdbeeren kann man zwar auch im Winter eventuell irgendwo kaufen, aber man wird schnell am Geschmack und Aussehen feststellen, dass die „Erdbeerzeit" schon länger vorbei war. Während im Winter dunkelgrünes Blattgemüse, Rüben-und Kohlsorten auf dem Plan stehen, sind im Sommer eher frische Früchte und mediterrane Gemüsesorten wie Zucchini und Aubergine zu empfehlen. Im Herbst stehen dann wieder Sorten wie Kürbis, Pastinaken, Porree und Apfel auf dem Plan.

Die Lebensmittel an die Saison angepasst zu kaufen empfiehlt sich nicht nur für einen besseren Geschmack und eine höhere Nährstoffdichte. Es macht sich auch im Geldbeutel bemerkbar!

Bei der Auswahl von Ölen sollte von tierischen und gehärteten Fetten weitestgehend abgesehen werden. Aufgrund einer höheren Vitamindichte und geringerer Schadstoffbelastung sollte auf kaltgepresste Öle (wird oft als *nativ* bezeichnet) zurückgegriffen werden. Weitere gute Ölquellen sind in Avocados und Nussmus zu finden. Besonders Mandelmus oder Cashewmus eignen sich hervorragend für Desserts oder für die Herstellung von Saucen. Zum Braten empfiehlt sich Kokosöl, da dies im Vergleich zu Olivenöl nicht verbrennt, sondern extrem erhitzt werden kann.

## MIKRO-UND MAKRONÄHRSTOFFE

In den vorrangegangenen Kapiteln war schon häufiger die Rede von Mikro-und Makronährstoffen. Was hat dies mit gesunder Ernährung und Gewichtszunahme zu tun? Wie zuvor beschrieben steht zur Gewichtzunahme der angepasste Kalorienüberschuss im Mittelpunkt. Um gleichzeitig jedoch in keinen Mangel zu verfallen und Energie für den Alltag zur Verfügung zu haben, sollte auch das

Gleichgewicht der Mikro-und Makronährstoffe im Blick behalten werden.

Unter *Makronährstoffen* verstehen wir die „grobe" Einteilung aus den drei Bausteinen Kohlenhydrate, Fett und Eiweiß. Nichts davon ist zu vernachlässigen oder komplett aus der Ernährung zu streichen, da jedes Element für sich genommen eine Funktion einnimmt. Kohlenhydrate sind schnelle Energielieferanten für den Körper und machen uns für sportliche und kognitive Aufgaben leistungsfähig. Eiweiße sind die Grundmasse für den Aufbau und Erhalt von Muskulatur. Fett ist ebenfalls ein hoher Energieträger und hilft, Nährstoffe und Vitamine für den Körper verfügbar zu machen.

Idealerweise sollte die Makronährstoffverteilung auch in der Gewichtszunahme bei 75 % Kohlenhydrate, 25 % Eiweiß und 15 % Fett bestehen. Ein länger andauernder Verzicht auf einen Makronährstoff schränkt auf Dauer wichtige, oben beschriebene Körperfunktionen ein.

*Mikronährstoffe* sind Vitamine und Mineralien, die in den einzelnen Nahrungsmitteln vorzufinden sind. Je verarbeiteter ein Produkt ist, beispielsweise ein Weißmehlbrötchen, umso mehr Mikronährstoffe wurden durch den vorangegangenen Produktions- und Verarbeitungsprozess entzogen. Mikronährstoffe sind lebenswichtig und für viele funktionierende Körperfunktionen und Stoffwechselprozesse verantwortlich.

Am nährstoffreichsten sind im Grunde die Lebensmittel, die gerade frisch aus dem biologischen Kreislauf entnommen wurden, beispielsweise ein frisch gepflückter Apfel.

Im Folgenden eine kurze Übersicht, welche Mikronährstoffe in welchen Lebensmitteln vorhanden sind.

| Mikronährstoffe | Lebensmittel |
|---|---|
| Vitamin A | Grünes Blattgemüse, gelbes und rotes Obst und Gemüse |
| Vitamin B1<br>Vitamin B12 | Vollkorngetreide, Hülsenfrüchte, Samen & Kerne<br>Fisch, Fleisch, Eier, B12 Präparate |
| Vitamin E | Kaltgepresste, pflanzliche Öle, Vollkorngetreide, Nüsse, grünes Blattgemüse |

| | |
|---|---|
| Vitamin C | Zitrusfrüchte, Beerenfrüchte, Kiwi, Erdbeeren, Papaya, Brokkoli, Paprika |
| Eisen | Hülsenfrüchte, Vollkorngetreide, Grünes Blattgemüse, Pfifferlinge, Haselnüsse |
| Jod | Feldsalat, Champignons, Meersalz, Fisch, jodiertes Speisesalz |
| Kalium | Vollkorngetreide und Kleie, Hülsenfrüchte, Grünes Blattgemüse, Nüsse, Bananen, Kakao |
| Kalzium | Grünes Blattgemüse, Sesam, Mandeln |
| Kupfer | Hülsenfrüchte, Nüsse, Kakao |
| Magnesium | Vollkorngetreide, Hülsenfrüchte, Nüsse & Samen |
| Mangan | Vollkorngetreide, Kohlgemüse, Beerenfrüchte, Nüsse |
| Phosphor | Kleie, Hülsenfrüchte, Vollkorngetreide, Nüsse |

| | |
|---|---|
| Zink | Vollkorngetreide, Hülsenfrüchte, Walnüsse, Erdnüsse, Paranüsse |
| Selen | Paranüsse, Kokosnüsse, Vollkorngetreide, Kleie, Hülsenfrüchte, Kohlgemüse, Fisch |
| Vitamin D | Wird im Körper durch Sonnenlicht produziert |

Während der Gewichtszunahme ist es extrem wichtig, nicht nur die Anzahl der Kalorien zu erhöhen, sondern auch auf die zugeführten Nährstoffe zu achten. Es ist also nicht sinnvoll, den Bedarf nur über kaloriendichte, nährstoffarme Produkte zu decken, sondern zusätzlich zu den nährstoffreichen Nahrungsmitteln stark energiehaltige Speisen aus gesunden Nahrungsmitteln zu beziehen.

Echte, gesunde Kalorienbomben sind jegliche Nussmuße, Avocados, fette Seefische wie Stremellachs und Makrele, dunkle Schokolade, Eier & pflanzliche Öle. Ebenfalls verzehrt werden sollten fettreiche Speisen wie Vollfettjoghurt, Mascarpone, Ricotta, Frischkäse und fetthaltiger Quark. Bei Milchprodukten ist es wichtig zu erwähnen, dass es sich um fermentierte Produkte handeln sollte und dass diese möglichst in der Kombination mit Lein-, Chia-, oder Hanfmehlsamen verzehrt werden sollten, um eine ausreichende und fetthaltige Ballaststoffquelle sicherzustellen. Dies wirkt verdauungsfördernd und beugt Völlegefühlen vor.

## SÄURE-UND BASENHAUSHALT

Die grundlegenden Punkte zu einer gesunden Ernährungsweise und einer möglichen Gewichtsabnahme wurden nun erklärt. Allerdings gibt es ein interessantes Phänomen, was für einen gesunden, vitalen Körper nicht außer Acht gelassen werden soll.

Die Begriffe „sauer“ und „basisch“ sind dir vielleicht noch aus dem Chemieunterricht ein Begriff. Es handelt sich um chemische Verbindungen, die von unserem Körper benötigt werden, um essentielle Stoffwechselprozesse optimal ablaufen zu lassen. Säuren und Basen müssen jedoch in einem stabilen Gleichgewicht bleiben. Bei Ärger, Stress und Schlafmangel ist dieses Gleichgewicht jedoch bedroht. Da der Körper Säuren selbst produzieren kann und dies als Nebenprodukt von körperlichen

Stresserscheinungen tut, können Basen nur über Nahrungsmittel zugeführt werden.

Ein zusätzliches Angebot an säurebildenden Nahrungsmitteln führt daher schnell zu einer Übersäuerung des Körpers. Müdigkeit, Kraftlosigkeit und Reizbarkeit sind die Folge.

Rein äußerlich wird eine Übersäuerung durch Cellulite und einen aufgeschwemmten Bauch sichtbar. Langfristig begünstigt sie Krankheiten wie Gicht, Rheuma, Arteriosklerose, Bluthochdruck oder Diabetes.

## TEST: BIN ICH ÜBERSÄUERT?

In der Apotheke erhältlich sind „pH-Indikatorstreifen“, mit denen du selbst testen kannst, ob du übersäuert bist. Optimal ist der Bereich 5-8 im Anzeigebereich, da dies der Bereich ist, in dem sich Säure und Base in unserem Körper im Gleichgewicht befinden.

Die Teststreifen können zu unterschiedlichen Tageszeiten in den Urin gehalten werden, um anhand des pH-Wertes den Grad des Säurestaus abzulesen.

Grundsätzlich gilt in Bezug auf den Basenhaushalt: Die meisten Dinge, die süß schmecken, sind Säurebildner, was bedeutet, dass sie im Körper sauer verstoffwechselt werden. Fleisch, Alkohol, Weißmehl, Käse, Kaffee und Zucker produzieren jedoch auch Säuren. Daher ist auch klar, warum in den westlichen Industrienationen die meisten Menschen übersäuert sind. Wir essen zu viele *saure* Lebensmittel.

## BASISCH ODER SAUER?

Dagegen hilft vor allem eine basenüberschüssige Ernährung. Basenbildner sind Gemüse, Kartoffel, Linsen, Dinkelprodukte, Molke, Bananen, Nüsse oder Kastanien.

Als Faustregel gilt: Meide Fetthaltiges, Salzhaltiges und Alkohol. Kaliumreiche Lebensmittel wie Bananen, Tomaten und Kartoffeln sind ebenfalls wichtig, weil Kalium nicht nur Nährstoffe in die Zellen, sondern auch Wassereinlagerungen aus den Zellen transportiert. Es reduziert zudem die Wassereinlagerungen im Zellgewebe und verbessert die Sauerstoff- und Nährstoffverteilung.

Die folgende Aufstellung zeigt, welche Lebensmittel sauer, neutral oder basisch sind.

| Sauer | Neutral | Basisch |
|---|---|---|
| Gemüsekonserven | Hülsenfrüchte | Kartoffeln, frisches Gemüse, Kräuter & Salate |
| Fleisch, vor allem Schweinefleisch | Fleischersatz mit Tofu oder Dinkelbratlinge | Pflanzliche Brotaufstriche |
| Weißmehlprodukte, besonders Kuchen | Vollkornprodukte | Sprossen, Keimlinge, Dinkelprodukte, Hirse, Amaranth, Quinoa |
| Wurstwaren | | |
| Meeresfrüchte, Muscheln, Austern, Tintenfisch | | |

| Milchprodukte, besonders Käse | Buttermilch, Molke, Ziegenkäse, Sojamilch, Joghurt | |
|---|---|---|
| Limonade und Cola (auch Lightprodukte), Fruchtsäfte, Wasser mit Kohlensäure | Stilles Mineralwasser | Frische Obst- und Gemüsesäfte |
| Kaffee, Schwarztee | | Kräutertee |
| Sekt & Rotwein | Bier und Weißwein | |

## AUSREICHENDE FLÜSSIGKEITSZUFUHR

Wasser steht zwar im Verdacht, einen Sättigungseffekt im Magen auszulösen, jedoch ist auch in Ihrem Vorhaben, nämlich der Gewichtszunahme und einer gesunden Lebensführung, eine ausreichende Flüssigkeitszufuhr unerlässlich.

Das Leben entspringt aus dem Wasser. Mit Blick auf die Entstehungsgeschichte des Lebens auf der Erde weiß man, dass die ersten Lebewesen sich aus dem Wasser heraus an Land bewegt haben und die Erde zu Anbeginn der Zeit hauptsächlich aus dem genannten Element bestand und sich erst allmählich entwickelte. Wasser ist die Essenz unserer Ernährung. Wir können über einen längeren Zeitraum ohne Nahrung auskommen, aber nur eine unwesentlich kurze Zeit ohne Flüssigkeit. Kein Wunder, immerhin besteht unser Körper bei Geburt zu 75 % aus Wasser und bei einem durchschnittlichen Erwachsenen noch zu ca. 65 %.[3] Das ist mehr als die Hälfte! So

---

[3] https://www.onmeda.de/ernaehrung/wasserhaushalt_koerper.html

ist es also klar, welchen Stellenwert die Flüssigkeitszufuhr hat.

Wasser ist nicht nur essentieller Bestandteil unseres Körpers, es sorgt auch für Leistungsfähigkeit und Schönheit. Die regelmäßige und ausreichende Flüssigkeitszufuhr mindert Trockenheitsfältchen, fahle Haut und Augenringe. Häufig ist auch die unzureichende Wasseraufnahme verantwortlich für Kopfschmerzen, Abgeschlagenheit und Müdigkeit über den Tag hinweg.

Wasser ist außerdem als Stoffwechselregulator bekannt. Es transportiert die vom Körper aufgenommenen Nährstoffe in die Körperzellen und reinigt den Körper, indem es Stoffwechselabfälle über den Urin ausscheidet. Eine Funktionalität der Leber und der Niere ist auch deshalb so essentiell, da ohne die Ausscheidungsprozesse der Körper vergiften würde. Morgenurin ist beispielsweise viel dunkler und geruchsintensiver, da über die Nacht sämtliche Giftstoffe gebündelt und schließlich mit dem Toilettengang ausgeschieden werden.

Um diese Stoffwechselprozesse optimal zu unterstützen, empfiehlt die Weltgesundheitsorganisation WHO täglich 30 Milliliter Wasser pro

Kilogramm Körpergewicht zu trinken. Bei einem Körpergewicht von 70 Kilogramm wären das 2,1 Liter pro Tag. Bei sportlicher Aktivität und der damit verbundenen Thermoregulierung durch Schweißproduktion steigt dieser Bedarf nochmals an!

Wasser ist außerdem verantwortlich für die Qualität unserer Verdauung. Ausreichende Flüssigkeitszufuhr wirkt der Verhärtung des Stuhls entgegen und unterstützt so die Selbstreinigungsprozesse des Körpers. Aber auch für den Blutkreislauf ist es von entscheidender Bedeutung! Liegt die Wasserversorgung über längere Zeit auf einem konstant niedrigen Level, besteht die Gefahr von erhöhtem Blutdruck und abgelagertem Cholesterin.

Die bekannte Orangenhaut, auch als Cellulite bekannt, kann durch ausreichende Flüssigkeitszufuhr minimiert werden. Diese unschönen und ungleichmäßigen Einlagerungen können durch die verminderte Durchblutung des Bindegewebes und Wassereinlagerungen entstehen. Durch ausreichende Flüssigkeitszufuhr können sich diese lösen und der Körper ist nicht mehr darauf angewiesen, Flüssigkeit krampfhaft „festzuhalten". Er kann diese Einlagerungen wieder Stück für Stück freigeben.

Wassertrinken gerät im Alltag oft einfach in Vergessenheit. Viele Leute haben kein ausgeprägtes Durstgefühl, weil sie häufig wenig Sport treiben und so auch einen geringeren Schweißverlust haben, was ansonsten das natürliche Durstgefühl anregen würde. So kommt es vor, dass man neben Kaffee vielleicht ein bis zwei Gläser Wasser am Tag zu sich nimmt und tagelang kein nennenswertes Durstgefühl hat! Häufig wird Durst auch mit Hungergefühlen oder Gelüsten verwechselt. Stark aufkommende Heißhungergefühle, obwohl eigentlich ausreichend gegessen wurde, sind häufig einem Flüssigkeitsmangel geschuldet! Oft nimmt man vielleicht auch eine Wasserflasche mit ins Büro und schaut am Abend auf den Rand in der Flasche. Es ist verschwindend gering weniger geworden! Daher gilt es, schon am Morgen mit der Wasseraufnahme zu starten und ein kleines Ritual zu entwickeln. Der Mensch ist ein Gewohnheitstier und glücklicherweise können wir uns auch „gute“ Angewohnheiten aneignen, wenn wir besonders in der ersten Zeit etwas konsequent sind.

Besonders Sportler beginnen ihren Tag mit einer ausreichenden Flüssigkeitsmenge. Ideal sind direkt nach dem Aufstehen etwa 400 ml lauwarmes

Wasser. Das sorgt dafür, dass der Körper schon Flüssigkeit bekommt, bevor er sich überhaupt mit Verdauung und Nahrungsaufnahme beschäftigen muss und die über Nacht dehydrierten Zellen werden so optimal versorgt. Stellen Sie sich daher am besten eine Trinkflasche neben das Bett oder machen Sie den Gang in die Küche und zum Wasserspender zur Priorität. Während der morgendliche Kaffee kocht, ist meistens genug Zeit, um den frühen Durstlöscher in kleinen Schlucken zu trinken.

Auch beim Essengehen wird häufig auf Softdrinks oder Alkohol zurückgegriffen. Gesünder und oft auch billiger ist es, wenn man sich am Tisch schon in Gesellschaft eine Flasche Wasser teilt. So können andere Getränke eine Ergänzung, aber nicht die „Hauptmahlzeit“ sein, wenn es um Flüssigkeitszufuhr geht.

Gegen Kaffee in moderaten Mengen ist nichts einzuwenden. Versuche aufgrund der leicht dehydrierenden Wirkung von Kaffee jedoch auf jede getrunkene Tasse Kaffee mindestens ein Glas Wasser zu trinken.

In sportlicher Hinsicht, um überhaupt das natürliche Durstgefühl wieder anzuregen, ist es empfehlenswert, ein paar Mal in der Woche wirklich ins Schwitzen zu kommen. Die Flüssigkeit, die unserem Körper entzogen wird, um ihn durch die gesteigerte Schweißproduktion zu kühlen, verlangt nach einem Austausch und führt schließlich zu einem gesteigerten Durstgefühl. Wenn Sie es schaffen, sich diese kleinen Regelmäßigkeiten anzugewöhnen, sind Sie schon ein gutes Stück weiter im Alltag sicherzustellen, dass Sie genug trinken.

Allerdings sollten Sie es tunlichst vermeiden, kurz vor einer Mahlzeit eine größere Menge an Wasser zu sich zu nehmen, da dies sowohl den Appetit als auch den Hunger hemmt.

# ALLTAGSTIPPS: KALORIENAUFNAHME ÜBER DEN TAG GESUND STEIGERN

Um die Kalorienaufnahme über den Tag hinweg zu steigern, dies aber trotzdem nicht mit stark behandelten und ungesunden, prozessierten Lebensmittel zu tun, gibt es einige Lifehacks, die Sie gut in den Alltag integrieren können.

**1. Viele kleine Zwischenmahlzeiten zusätzlich zu den Hauptmahlzeiten**

Extrem schlanke Menschen betreiben aufgrund von Stress, Gewohnheit oder anderen Gründen häufig unbewusst intermittierendes Fasten. Fasten hat zwar generell gesundheitsfördernde Eigenschaften, erzeugt im Gesamten jedoch einfach ein Kaloriendefizit und sollte daher von zunehmwilligen Menschen vermieden werden. Meine sehr dünne, dauergestresste Freundin, die als Ärztin arbeitet, hat mir berichtet, dass sie ihre erste Mahlzeit häufig erst gegen 14 Uhr einnimmt. Mit diesem späten Essensbeginn ist die Chance zur Nahrungsaufnahme natürlich im

Grunde schon um 2 Hauptmahlzeiten verringert. Häufig nimmt sie dann in ihrer Mittagspause nur eine Kleinigkeit zu sich und kocht am Abend noch für ihre Familie, wobei der Fokus dort auch wieder nicht auf ihrer persönlichen Nahrungszufuhr, sondern primär auf der Versorgung der anderen liegt. Viele Menschen sind einfach keine Frühstücker, was auch nicht schlimm ist. Es ist nicht extrem notwendig, schon um 06 Uhr die erste Mahlzeit zu sich zu nehmen, aber spätestens um 10 Uhr sollte ein Frühstück in Ihrem Magen landen.

Essen Sie zusätzlich zu den Hauptmahlzeiten gesunde Snacks wie Nussriegel, ganze Nüsse (so viele Sie möchten) oder Vollkornbrote mit süßen Aufstrichen.

## 2. Snack vor dem Schlafengehen

Gönnen Sie sich zusätzlich zu den Hauptmahlzeiten ein kleines „Betthupferl". Aufgrund der guten Verdaulichkeit bieten sich griechischer Joghurt (mit Sahne und Nüssen verfeinert) oder einige Teelöffel Erdnussbutter bzw. Mandelmus an. Versuchen Sie diesen zusätzlichen Snack zu einer Routine zu machen und stellen Sie sich ihn am besten schon griffbereit.

### 3. Öl als Geschmacksträger

Wissen Sie, warum italienisches Essen so lecker schmeckt? Da das native Olivenöl häufig zusätzlich über die zubereiteten Speisen gegeben wird und so ideal den Geschmack der Nahrungsmittel verstärkt. Fett ist ein Geschmacksträger. Zögern Sie also nicht, großzügig gesunde Öle und Fette zu verwenden und verfeinern Sie ihre Speisen ausgiebig mit verschiedenen Ölen. Im Joghurt hat sich Leinöl bewährt und viele asiatische Speisen schmecken durch Kokosöl noch viel besser.

Diese Ölzugabe erfordert eventuell etwas Überwindung, da wir meistens mit Menschen zu tun haben, die eher über Probleme im Hinblick auf Übergewicht klagen und so natürlich den ganz sparsamen Konsum von Fett propagieren. Das gilt jedoch nicht für Sie! Dippen Sie das Brot beim Italiener ins Olivenöl, gießen Sie Rapsöl in Ihr Joghurtdressing und greifen Sie auf Vollfettprodukte zurück.

### 4. Vermeiden Sie Bitterstoffe und gönnen Sie sich häufig süße Produkte

Sie möchten nicht auf Ihren geliebten grünen Tee oder schwarzen Kaffee verzichten? Müssen Sie auch gar nicht. Die enthaltenen Bitterstoffe sind jedoch Appetitzügler und sorgen für ein kalorienfreies Sättigungsgefühl. Sie müssen zwar nicht darauf verzichten, aber greifen Sie häufiger auf süße Früchte, Desserts und kleine süße Zwischenmahlzeiten zurück, da diese den Appetit anregen.

### 5. Die Freude am Essen

Werden Sie zum Gourmet! Informieren Sie sich über Speisen aus anderen Ländern, besuchen Sie Foodtruck Festivals und werden Sie zum Restaurantgänger. Zelebrieren Sie die Nahrungsaufnahme gemeinsam und lassen Sie sie zum sozialen Event werden. Forscher haben herausgefunden, dass wir in Gesellschaft um etwa 20 % mehr essen als gewöhnlich. Auch ein Glas Wein wirkt appetitanregend und verschafft zusätzliche Kalorien.

### 6. Essen Sie von großen Tellern

Wenn Sie Ihre Portion auf einem großen Restaurantteller drapieren, wirkt die Portion kleiner und Sie essen eventuell schneller, da die Portionsgröße nicht so einschüchternd wirkt. Häufig verleiht die Optik des prall gefüllten Tellers den Eindruck, diese Portion niemals aufessen zu können. Essen Sie jedoch von großen Tellern, können Sie diesen Effekt umgehen. Vielleicht nehmen Sie sich so eher noch einen Nachschlag.

### 7. Essen Sie vor der Hauptmahlzeit etwas Süßes

Die Aufnahme eines süßen Snacks steigert den Appetit und wird Sie dazu anregen, bei der Hauptmahlzeit richtig zuschlagen zu können. Genießen Sie Ihre Mahlzeit!

### 8. Nehmen Sie sich Zeit für das Essen

Häufig geht die Nahrungsaufnahme im Alltagsstress unter. Die wichtige Energie und die gehaltvollen Nährstoffe sollten jedoch eine Priorität für Sie haben! Schließlich ist es der Treibstoff für Ihre alltägliche Leistung. Planen Sie daher immer mindestens 30

Minuten Zeit pro Mahlzeit ein und lassen Sie sich auch nicht von umliegenden Stressfaktoren beeinflussen. Diese Zeit gehört nun Ihnen!

### 9. Trinken Sie Ihre Kalorien

Ein weiterer Trick, um seine Kalorienaufnahme über den Tag hinweg zu steigern, ist es, kalorienhaltige Getränke zu sich zu nehmen. Mit Wasser, Light Getränken, grünem Tee und schwarzem Kaffee kommen wir geradezu kalorienfrei über den Tag. Besonders Menschen, denen es schwer fällt, ihre Kalorienaufnahme über die reine Nahrungszufuhr zu decken, fahren gut damit, einen Teil der Kalorien über Getränke zu sich zu nehmen. Trinken Sie daher ruhig Milch im Kaffee und gönnen Sie sich auch mal einen Geschmackssirup, süßen Sie die Tees und nehmen Sie zusätzlich zu den Mahlzeiten Fruchtsmoothies zu sich. Wichtig ist nur, dass die Mahlzeiten nicht durch Getränke ersetzt werden. Pro Tag können Sie durch diese Vorgehensweise bis zu 500 Kalorien extra auf Ihrem Energiekonto verbuchen.

### 10. Verzichten Sie auf Flüssigkeitszufuhr vor dem Essen

Ein großer Fehler ist es, kurz vor den Mahlzeiten den Magen mit Wasser zu füllen. Versuchen Sie, mindestens 30 Minuten vor der Mahlzeit nichts mehr zu trinken, da Wasser den Magen füllt und da Kaffee und Tee sogar den Appetit hemmen. Trinken Sie lieber nach und zwischen den Mahlzeiten ihre persönlich empfohlene Flüssigkeitsmenge.

### 11. Nüsse zwischendurch

Die kleinen Kraftpakete sind ein wahres Wunderwerk: Sie sind nicht nur voll von Vitaminen, Proteinen und Mineralstoffen, sie liefern auch durch ihre gesunden Fette einen deutlichen Zuwachs in der täglichen Kalorienbilanz. 100 Gramm Nüsse, was in etwa 3 Hände voll sind, liefern je nach Nusssorte zwischen 500-650 Kalorien. Pekan und Macadamia sind übrigens die energiereichsten Nüsse, dicht gefolgt von Cashewkernen und Mandeln. Die gesunden Inhaltsstoffe sind außerdem gut für eine schöne Haut, dichtes Haar und liefern wichtige Spurenelemente. Ein Gewinn auf ganzer Linie!

## 12. Bananenchips, getrocknete Mango & Co.

Es ist natürlich gut, Obst zu essen, jedoch sind viele Sorten durch den hohen Wassergehalt relativ kalorienarm. Ein kohlenhydratreicher Snack sind dagegen getrocknete Fruchtsorten. Besonders Bananenchips und getrocknete Mango sind dadurch, dass ihnen bereits Wasser entzogen wurde, bereits in einer kleinen Menge extrem kalorisch. Sie dürfen also zulangen!

# Die Logik der Gewichtszunahme

Momentan empfinden Sie die Gewichtszunahme wahrscheinlich noch als ein nahezu unmöglich zu lösendes Rätsel oder als eine besonders schwierige Aufgabe. Doch in Wahrheit ist Gewichtszunahme oder auch -abnahme nichts anderes als eine logische Folge aus einem bestimmten Lebensstil und bewusst kultivierten Eigenschaften und Tätigkeiten. Es ist wahr, dass Gewichtsabnahme häufig unbewusst und scheinbar nebenbei passiert. Dass dies geschehen kann, ist allerdings kein Zeichen davon, dass es nicht kontrollierbar oder anderweitig beeinflussbar ist.

Das erste Kapitel hat darüber bereits eine ausführliche Erklärung geboten. Nehmen wir über einen längeren Zeitraum mehr Kalorien zu uns, als wir verbrauchen, nehmen wir zu. So einfach ist das. Ich gebe Ihnen die Methodik an die Hand, mithilfe des hier angebotenen Wissens zunächst einen Überblick über ihren Energieverbrauch und das Werkzeug zur Beeinflussung ihrer Lebensgewohnheiten zu bekommen.

## WAS IST EINE GESUNDE GEWICHTSZUNAHME?

Wie sie bereits erfahren haben, sind meistens ungesunde Lebensmittel, also Lebensmittel, die stark prozessiert und mit minderwertigen Fetten und einfachen Zuckern ausgestattet sind, besonders kaloriendicht. Im Grunde geht es darum, in ihrer Energiebilanz ein Plus von mindestens 300 Kalorien täglich zu verzeichnen, wenn Sie langsam Gewicht zunehmen wollen. Um den Körper aber „wach zu klingeln“, empfehle ich Ihnen ein Mehr von 500

Kalorien, da dieses kleine Energieplus häufig unbewusst wieder ausgeglichen wird. Diesen Überschuss kann der Körper nicht so leicht ausgleichen, weshalb er die Energie in irgendeiner Form umsetzen muss.

Nun ist es aber so, dass nicht einfach nur ein Energieplus um jeden Preis erreicht werden sollte. Es geht auch darum, dies möglichst gesund zu tun und nicht nebenbei Abfall in Form von ungesunden Nahrungsmitteln in uns hineinzustopfen. Ihre Haut, Ihr Immunsystem und Ihre Verdauung werden es Ihnen danken!

## BIN ICH ETWA SKINNYFAT?

Ein weiterer Punkt ist, dass gesunde Gewichtszunahme nicht nur die Zunahme von Körperfett bedeutet. In der Tat gibt es viele sehr dünne Menschen, die man landläufig als „skinnyfat" bezeichnen würde. Die physische Erscheinung dieser Menschen ist dadurch gekennzeichnet, dass sie wie gesagt sehr dünn sind, aber keinerlei zusätzliche Körpermuskulatur besitzen. Jeder Mensch hat einen gewissen Anteil an Muskulatur - auch Bauchmuskeln, eventuell auch, wenn diese aufgrund von Körperfett nicht sichtbar sind. Ansonsten könnten wir beispielsweise nicht einmal laufen, sondern würden einfach in der Mitte zusammenklappen!

Bei Leuten, die skinnyfat sind, ist allerdings zu beobachten, dass sie meistens einen verhältnismäßig hohen Körperfettanteil haben, da sie nur über sehr wenig Muskelmasse verfügen. Dies führt häufig zu einer schlechten, in sich zusammengesunkenen Körperhaltung oder seltsam wirkenden Proportionen. Diese Menschen müssen logischerweise natürlich nicht abnehmen, sondern sollten Muskulatur aufbauen und verlieren so automatisch etwas Körperfett. Das Problematische ist, dass wenn diese Menschen aufgrund voranschreitenden Alters oder anderer Gründe doch einmal Gewicht in Form von Fett zunehmen würden, sie es viel schwerer haben, dies wieder abzunehmen, da keine Muskulatur vorhanden ist, die den Verbrennungsprozess des Fettes unterstützen würde.

## DER AUFBAU VON „SAUBERER" KÖRPERMASSE

Wie kommen wir nun konkret dazu, die Zunahme von Körpergewicht möglichst gesund zu unterstützen? Erstrebenswert ist es nämlich nicht, reines Körperfett zuzunehmen, sondern den Körper mit Muskulatur zu straffen und zu einem aufrechten und gesunden Erscheinungsbild zu führen.

Muskulatur an den richtigen Stellen lässt Sie athletischer und sogar „schlanker und sportlicher“ wirken. Der richtige Aufbau von Muskulatur führt selbst bei sehr dünnen Menschen dazu, dass diese sogar insgesamt straffer wirken und einfach besser aussehen. Es ist also nicht nur mit einer einfachen Gewichtszunahme getan! Besonders eine gute Rücken- und Beinmuskulatur führt dazu, ein aufrechtes und insgesamt stimmiges Körperbild zu erreichen. Die Ausbildung der Gesäß-und Brustmuskulatur schafft schöne weibliche Kurven, wo vorher nur schlaffe Haut war. Auch einen definierten und geformten Bauch können Sie durch den gleichzeitigen Aufbau einer stabilen Rückenmuskulatur bekommen, da hier das Prinzip des Gegenspielers berücksichtigt werden muss. Ohne starken Rücken gibt es keinen schönen Bauch!

Während eines Aufbaus von Körpermasse nehmen Sie im Idealfall 60 % Muskelmasse und 40% Fettmasse zu. Dies ist die ideale Kombination, um Ihr Erscheinungsbild zu verbessern. Es muss ehrlicherweise gesagt werden, dass der Aufbau von reiner Muskulatur nicht möglich ist. Auch Bodybuilder, die im Kraftsport aktiv sind, teilen ihre Körperdefinition in zwei Phasen ein. Das mag Ihnen vielleicht etwas extrem vorkommen, aber letztendlich wollen Sie nichts anderes, nur im etwas kleineren Rahmen erreichen. Der Winter wird meistens zur „Bulkingphase" genutzt. In dieser Zeit wird neben dem konsistenten Krafttraining besonders viel gegessen und eine relativ starke Gewichtszunahme erreicht. Hierbei wird in Kauf genommen, dass auch Körperfett zugenommen wird. Im „Cut", also in der Diätphase, wird darauf gesetzt, die antrainierte Muskulatur zu erhalten und möglichst reines Körperfett zu verlieren.

Wie Sie also nun auch Körpermasse in einer gesunden Relation von Fett und Muskulatur aufbauen, hängt folglich von zwei Komponenten ab. Die Ernährung und der Sport. Die Bedeutung der Ernährung und die optimale Umsetzung habe ich in den vorherigen Kapiteln bereits erklärt. Wie bereits dargestellt geht es darum, einen „sauberen" Überschuss in ihrer täglichen Kalorienbilanz zu erzielen.

## Die ideale Makronährstoffverteilung

Um effizient zuzunehmen, ist es nicht nur wichtig, einfach mehr Kalorien zu sich zunehmen, sondern dies auch im optimalen Verhältnis der bereits erklärten „Makronährstoffe" zu tun. Makronährstoffe sind die großen Bausteine in der Ernährungslehre. Sie sind in Eiweiß, Kohlenhydrate und Fette gegliedert. Wie in manchen Kreisen anders behauptet, sollte niemals auf einen bestimmten Makronährstoff zu bestimmten Zwecken rigoros verzichtet werden. Der Körper benötigt alle drei Bausteine!

Sinnvoll ist es allerdings, die Makronährstoffverteilung der eigenen Ernährung in den Blick zu nehmen und eventuell zu optimieren.

Die Kohlenhydrate nehmen im Aufbau von Körpermasse eine besondere Position ein. Wie oft angenommen ist es nämlich nicht so, dass der Körper im Aufbau riesige Mengen an Protein benötigt und die Nahrungszufuhr hauptsächlich daraus bestehen sollte. Im Gegenteil! Es wurde bewiesen, dass eher während der Abnahme eine erhöhte Proteinzufuhr betrieben werden sollte und dem geschuldet die Kohlenhydrate entsprechend ein wenig reduziert werden sollten. Dies ergibt sich durch die erhöhte Aufnahme von Protein dann im besten Fall ganz automatisch. Im Aufbau, und das ist die Phase, in der Sie sich hauptsächlich befinden, benötigt der Körper zusätzlich eine erhöhte Ration an Kohlenhydraten, um das aufgenommene Protein verwerten und umsetzen zu können. Die Kohlenhydrate fungieren als eine Art Treibstoff für die Eiweißsynthese und unterstützen wichtige Aufbauprozesse. Lassen Sie sie also unter keinen Umständen weg und bauen Sie die Kohlenhydrate in jede Mahlzeit ein. So stellen Sie sicher, dass Sie jederzeit gut versorgt sind. Sind die Glykogenspeicher des Körpers nämlich erstmal geleert (beispielsweise am Morgen auf nüchternen Magen) oder nach einer kohlenhydratfreien Mahlzeit und einer darauffolgenden Sporteinheit, bezieht der Körper seine Energie nicht mehr aus den somit geleerten Glykogenspeichern, sondern verbrennt sich quasi selbst. In einigen Fällen wird Fett verbrannt, jedoch greift der Körper bei bereits sehr schlanken Frauen eher auf Muskelmasse zurück, um die

Stoffwechselprozesse, die eben mit Fett funktionieren, nicht weiter zu stören. Es besteht die Gefahr, dass trotz Sport Muskulatur abgebaut wird und Ihr Körper dadurch eher noch geschwächt wird. Warum und wie Sport ergänzend zur Ernährung betrieben werden sollte, wird ausführlicher im nächsten Kapitel behandelt. Es ist also festzuhalten, dass Ihr Körper auf Kohlenhydrate geradezu angewiesen ist. Sie sind als Treibstoff für unsere Muskeln zu verstehen und schützen diese davor, während dem Training abgebaut zu werden. Eiweiß ist der Baustoff für unseren Körper und muss auch jederzeit in ausreichender Menge zur Verfügung stehen. Fett als Makronährstoff ist ebenfalls überlebenswichtig, da es für reibungslose Stoffwechselprozesse sorgt, den Hormonhaushalt stabil hält und ein wichtiger Trägerstoff für viele fettlösliche Vitamine darstellt.

Im Gegenteil zur Abnahme von Körperfett bzw. Körpermasse sieht die ideale Makronährstoffverteilung im Aufbau so aus:

Kohlenhydrate sollten etwa 60 %, Eiweiße 20 % und Fette 20 % ausmachen.

Stellen Sie sicher, dass in jeder Mahlzeit alle drei Makronährstoffe vertreten sind und möglichst nach dieser Einteilung berücksichtigt werden. Vermeiden Sie unbewusste Trennkost (reine Eiweißkost beispielsweise) und gelange Sie zu einer gesunden, vollwertigen Kost, die alle wichtigen Mikro-und Makronährstoffe abdeckt. So werden Sie jederzeit genug Energie für körperliche und geistige Leistungen haben und erfolgreich Ihren Alltag meistern können. Dennoch fällt die Zufuhr dieser Menge an Protein den meisten schon relativ schwer, da die normale „westliche" Ernährung eher kohlenhydrat-und fettlastig ist. Gefühlsmäßig werden Sie also besonders in der ersten Zeit - gerade als Vegetarier oder Veganer - besonders eiweißbetont essen. Die oben genannte Empfehlung der Makronährstoffverteilung ist eine ausgewogene Mischung für den Aufbau von Körpermasse. Der Proteingehalt für die Gewichtsabnahme liegt sogar noch höher, da hier besonders der Erhalt der Muskelmasse bei gleichzeitiger Gewichtsabnahme im Fokus steht.

### Warum Sport so wichtig ist

Sport spielt im Aufbau der gesunden Gewichtszunahme eine essentielle Rolle. Wie bereits erwähnt, soll neben Fett auch Muskelmasse aufgebaut werden, um dem Körper sein schönes und gut geformtes Erscheinungsbild zu ermöglichen. Ernährung spielt hierbei eine übergeordnete Rolle und ist die Grundlage für alle körperlichen Veränderungen. Nährstoffe und Kalorien stellen den Treibstoff für den Muskelaufbau und die allgemeine Fitness dar. Sport ist die zweite Komponente und daher für Sie in der optimalen Gewichtszunahme quasi unumgänglich, da Sie sich wahrscheinlich nicht einfach nur Fettpolster anfuttern möchten, sondern schöne Kurven bzw. einen schön geformten Körper haben wollen. Das Ziel muss also lauten:

Muskelmasse aufbauen!

Sie werden dadurch in mehreren Dimensionen profitieren: Muskelmasse benötigt mehr Energie. Während Ihr Körper sich zuletzt vielleicht noch in einem semi-produktiven Zustand befunden hat, benötigt er im Aufbau und auch zum Erhalt der Muskulatur richtig Treibstoff. Sie werden also automatisch ein natürliches Appetitgefühl entwickeln und die Nahrungsaufnahme wird sich dahingehend stabilisieren, da Ihr Körper danach verlangt. Er möchte versorgt sein und wertvolle Nährstoffe in Form von

Nahrung zugeführt bekommen. Sie unterstützen Ihren Körper also wo Sie nur können.

Der zweite Vorteil ist, dass mehr Muskulatur im Körper automatisch zu verbesserten Stoffwechselvorgängen führt. Auch das regelmäßige Schwitzen ist wie eine Reinigung von innen, öffnet die Poren und hilft, Giftstoffe auszuscheiden und das gesamte Körpergewebe zu verbessern. Mehr Muskulatur führt außerdem zu einer verbesserten Durchblutung und sorgt daher für ein ebeneres, glatteres und strafferes Hautbild. Schlackeprodukte wie Cellulite werden der Vergangenheit angehören, indem sie sich allmählich reduzieren. Sie werden sich insgesamt aktiver, frischer und besser durchblutet fühlen. Nach einer gewissen Routine verlangt der Körper von Sportlern sogar nach dieser Bewegung. Sie fühlen sich ansonsten unausgeglichen und gereizt und nehmen den Sport und die damit verbundene körperliche Anstrengung als Reinigung und Energetisierung wahr.

Ein weiterer wichtiger Aspekt ist die Tatsache, dass wir im Alter automatisch Muskelmasse abbauen und häufig mit Fett ersetzen. Es empfiehlt sich also schon früh, auch wenn Sie schlank sind und denken, Sie müssten keinen Sport treiben, damit zu beginnen, für Ihren Körper vorzusorgen. Beugen Sie der sich allmählich abbauenden Muskulatur vor und halten Sie die lebensnotwendigen Prozesse aufrecht. Dies ist unter anderem auch der Grund, warum ältere Menschen meistens relativ gebückt laufen. Neben dem von schwerer Arbeit gezeichneten Körper fehlt ihnen schlicht und einfach die Stabilisierungsmuskulatur. Andernfalls gibt es aber auch extreme Beispiele von sehr sportlichen Rentnern, die viele junge Menschen konditionell und fitnessmäßig gesehen wirklich locker abhängen könnten und von innen nach außen strahlen. Zu welcher Gruppe wollen Sie gehören? Sehen Sie Sport auch als langfristige Investition für sich selbst!

# Sport als Baustein der gesunden Gewichtszunahme

Wie zuvor bereits erklärt, scheint die gesunde Gewichtszunahme längerfristig und nachhaltig also nur aus einer Kombination von Ernährung und einem adäquaten Sportprogramm zu funktionieren. Der Begriff „Sport“ ist für jeden Menschen wahrscheinlich relativ zu verstehen. Manche Menschen sind aufgrund ihres Jobs oder eines Hobbys bereits sehr aktiv und wirklich oft auf den Beinen. 10.000 Schritte und mehr am Tag stellen für Sie kein Problem dar? Dann befinden Sie sich natürlich in einer ganz anderen Ausgangslage, als wenn Sie beruflich bedingt hauptsächlich einer sitzenden Tätigkeit nachgehen und auch ansonsten eher wenig Bewegung haben. Egal zu welcher Gruppe Sie gehören, Sport beginnt in dem Moment, in dem Sie Ihre Komfortzone verlassen, ins Schwitzen geraten und eine forcierte Anstrengung betreiben.

Grundsätzlich kann man Sportarten in Kraft- und Ausdauersport einteilen. Beide Sportarten sind wichtig, verfolgen aber unterschiedliche Ziele. Generell soll ein „Reiz“ gesetzt werden, um den Körper an ein bestimmtes Limit zu pushen und jedes Mal ein Stückchen mehr über dieses Limit hinauszugehen. Egal ob im Ausdauer-oder im Kraftsport, der Körper wird in einen positiven Stress versetzt. Dies ist der Moment, wo die Leistungssteigerung stattfindet. Sowohl die Steigerung von Kondition als auch Kraft funktioniert nach diesem Prinzip.

Während der Körper also gestresst wird, wird ein sogenannter Trainingsreiz gesetzt. Der Körper versucht sich während der Regeneration, also in der

Zeit, in der er nach dem Training ruht, zu regenerieren und sich auf die Belastung einzustellen, um beim nächsten Mal noch besser gewappnet zu sein. Man spricht hier vom Vorgang der Adaption.

Ein zentraler Aspekt, der häufig in der ersten Euphorie vergessen wird, ist die Regeneration. Dies bedeutet, dem Körper Zeit und Ruhe zu geben, um sich von den Trainingsreizen zu erholen. Nur mit einer angemessenen Regeneration kann eine wirkliche Leistungssteigerung stattfinden! Muskeln wachsen nämlich nicht während der Belastung, sondern tatsächlich in der Ruhephase. Besonders am Anfang Ihrer sportlichen Karriere werden Sie feststellen, dass Sie wahrscheinlich extremen Muskelkater verspüren werden. Hier ist es wichtig, sich trotzdem moderat zu bewegen, also beispielsweise spazieren zu gehen oder eine Runde locker zu schwimmen. Diese Bewegung lindert den Muskelkater.

## REGENERATION IM SPORT

Trotz allem Eifer sollten Sie sich zu Beginn wirklich zwischen jeder sportlichen Einheit etwa zwei bis drei Tage Pause gönnen. Versuchen Sie nicht, den Prozess zu beschleunigen, sondern trainieren Sie so etwa die ersten zwei Monate. Sie werden feststellen, dass Sie sich in diesem Zeitraum gut an die Belastung anpassen und dass Sie Ihr Training optimieren können.

Achten Sie generell, aber besonders während der sportlichen Regeneration, auf einen qualitativ hochwertigen Schlaf und eine ausreichend hohe Flüssigkeitszufuhr.

Der ideale und beste Schlaf findet vor 01 Uhr nachts statt! Eine gute Zeit, um ins Bett zu gehen, ist also tatsächlich 22 Uhr, um sicherzustellen, dass vor 01 Uhr nachts diese Tiefschlafphase, die zu der größten Entspannung beiträgt, erreicht wird. Sie sollten pro Nacht etwa sechs bis acht Stunden Schlaf haben, um sich erholt und ausgeruht zu fühlen. Falls Sie nachts schwer zur Ruhe kommen und eher eine „Nachteule" sind, achten Sie auf Folgendes:

Zu Beginn kommt der wahrscheinlich härteste Hinweis. Benutzen Sie etwa zwei Stunden vor dem Einschlafen keine elektronischen Geräte mehr. Stellen Sie Fernsehen und Radio aus und schalten Sie Ihr Handy in den Flugmodus. Jegliches künstliche, das sogenannte „blaue Licht" wirkt wachmachend und hält Sie künstlich auf Trab. Es ist tatsächlich eine Unart, vor dem Fernseher einzuschlafen. Dies mindert ihre Schlafqualität massiv. Auch wenn viele Menschen dies als beruhigend empfinden und dabei besonders gut einschlafen können, ist die Schlafqualität in den folgenden Stunden massiv beeinträchtigt. Schlechter Schlaf über einen längeren Zeitraum führt zu einem massiven Leistungsabfall, Gereiztheit, der Tendenz zu ungesunder Nahrungsaufnahme und kann längerfristig sogar zu Depressionen führen.

Ein weiterer guter Tipp ist es, vor dem Schlafen gehen ein warmes Bad zu nehmen. Das beruhigt und macht schon vorher angenehm müde. Verzichten Sie außerdem bereits ab Mittag auf Kaffee und andere koffeinhaltige Getränke.

Ein weiterer wichtiger Aspekt in der Regeneration ist das besondere Augenmerk auf eine vitamin-

und mineralstoffhaltige Ernährung aus frischen und unverarbeiteten Lebensmitteln. Ein leckerer und populärer Post-Workout Snack ist ein Esslöffel Erdnussbutter!

## KRAFTSPORT VS. CARDIO

Die alles entscheidende Frage, die Ihnen nun wahrscheinlich unter den Nägeln brennt, ist, welche Sportart am besten zu treiben ist. Generell ist jeder Sport bzw. jede Form von Bewegung positiv! Wichtig ist es zunächst, überhaupt erstmal in die Aktion zu kommen, Freude an der Bewegung zu finden und einen Ausgleich darin zu sehen. Dies passiert vielleicht nicht über Nacht, aber wenn Sie dranbleiben und langfristige Routinen etablieren, wird Bewegung zu einem Teil ihrer Grundbedürfnisse.

Zur gezielten Gewichtszunahme gibt es allerdings auch im Sport einige Grundsätze zu beachten, um erfolgreich zu sein. Generell kann man sagen, dass zu Cardio Sportarten wie Laufen, Radfahren & Schwimmen gezählt werden. Hier geht es meist darum, mit einem der Belastung entsprechenden, möglichst niedrigen Puls über einen längeren Zeitraum eine gleichbleibende Leistung zu erbringen. Die Ausdauer in der jeweiligen Sportart soll trainiert werden. Je nach persönlicher Fitness ist die Ausgangslage unterschiedlich und die jeweilige Sportart wird zu Anfang als unterschiedlich belastend erlebt. Training im langsamen Tempo wird meistens als aerob bezeichnet. Training mit gesteigerter Intensität befindet sich im anaeroben Bereich. Aerob und anaerob sind Bezeichnungen für verschiedene Stoffwechselprozesse sowie dem Abbau von Glucose (Zucker). Bei der anaeroben Energiebereitstellung kann unmittelbar ohne Sauerstoff Energie gewonnen werden, allerdings entsteht durch diesen Prozess Milchsäure, die sich in den Muskeln bildet, sammelt und irgendwann in gesteigerter Konzentration vorliegt. Die hohe Konzentration von Milchsäure führt dazu, dass man schließlich nicht mehr weiterlaufen kann.

Wann unter Belastung eine aerobe Tätigkeit zu einer anaeroben Tätigkeit wird, ist individuell sehr unterschiedlich. Je intensiver die Laufeinheit, also je höher das Tempo ist, desto eher muss der Körper von der aeroben Energiebereitstellung auf die anaerobe Energiebereitstellung ausweichen. Generell sagt man, dass ab 85 % Herzfrequenz die aerobe zu einer anaeroben Tätigkeit wird. Im anaeroben Bereich findet die Leistungssteigerung statt, welche allerdings nur zeitlich begrenzt trainiert werden kann bzw. soll. Nach einer kurzen, intensiven Einheit wird beispielsweise beim Intervalltraining wieder zu einer moderaten Belastung gewechselt. Dieser Vorgang kann einige Male wiederholt werden. Ausdauersportarten bauen weitestgehend keine Muskulatur auf, sondern werden gezielt zur Fettverbrennung und zum Training des Herzkreislaufsystems verwendet.

Laufen als Sport wird von vielen Menschen tatsächlich sehr gerne praktiziert und wegen der positiven Wirkung auf Gemüt und das allgemeine Wohlbefinden ebenfalls sehr geschätzt. Falls Sie bereits zu den eingefleischten Lauffans gehören, dann ist das großartig! Leider muss ich Ihnen auch mitteilen, dass Sie durch exzessives Laufen ihren Fortschritt im Muskelaufbau aller Wahrscheinlichkeit nach boykottieren. Laufen verbrennt nicht nur Fett und ist mit etwa 650 Kalorien Verbrauch pro Stunde ein wahrer Booster. Es reduziert ebenfalls, um die Laufleistung konstant zu halten und aufzubauen, unter Umständen Körpermasse und damit auch

Muskulatur. Damit ist extremes Cardiotraining also ungeeignet für Ihr Vorhaben!

Folglich befinden wir uns thematisch nun am Punkt des Krafttrainings. Möglicherweise erscheinen vor Ihrem inneren Auge nun muskelbepackte, braun-eingeölte Bodybuilder aus der Schwergewichtsklasse. Gerade Frauen haben Befürchtungen wie „Ich kann nicht mit Gewichten trainieren, sonst werde ich zu männlich“. Dies ist, mit Verlaub, wirklich Quatsch. Diese hochdefinierten und muskulös austrainierten Menschen haben diesen Sport zu ihrer Lebensaufgabe gemacht, beschäftigen sich damit einen Großteil ihres Tages und nehmen hochkalorische Nahrungsmittel zu sich. Sie kommen in Trainingsphasen nicht selten auf etwa 4000 Kilokalorien, die sie durch schweres und hartes Training umsetzen. Und das jahrelang! Nun mal Hand aufs Herz, diese Menschen würden sich nicht jahrelang schinden, wenn ausgerechnet den „Normalos“ das angestrebte Endprodukt durch etwas Gewichttraining einfach so zuflöge. Ich kann Ihnen also mit großer Wahrscheinlichkeit versichern, dass die Befürchtungen eines zu breiten Rückens oder zu schweren Beinen aller Wahrscheinlichkeit nach nicht eintreten.

Vielmehr kann man sich bei konsequentem Training über schöne, definierte und lange Muskelpartien freuen.

Kraftsport, also Training mit Geräten oder dem eigenen Körpergewicht, setzt bei richtiger Ausführung gezielt einen Trainingsreiz. Muskeln werden kurzzeitig überbeansprucht und die innere Struktur etwas zerstört. Damit gibt das neuronale System die Information an den Muskel, die zerstörten Mikrostrukturen aufzubauen, stärker zu werden und etwas zu wachsen. Auf diese Art wird, vereinfacht gesagt, Muskulatur aufgebaut. Nun muss allerdings zusätzlich die Kalorienbilanz stimmen, das heißt, der Körper muss trotz des anstrengenden Trainings im Kalorienüberschuss sein. Probieren Sie hier ruhig mit der Kalorienzufuhr etwas herum und nehmen Sie gefühlsmäßig eher etwas zu viel als zu wenig zu sich.

Es ist empfehlenswert, sich bzgl. des Trainings in einem Fitnessstudio Ihrer Wahl anzumelden und sich vor allem einen kompetenten Trainer vor Ort zu suchen, der Sie in Ihrem Vorhaben unterstützt und weiterhin berät. Aber natürlich, wenn Sie der Ehrgeiz erstmal gepackt hat, ist es immer empfehlenswert, sich selbst durch Lektüre, Fachliteratur und andere Ressourcen weiterzubilden. Dieser Prozess dauert wahrscheinlich etwas länger, aber selbst gelernt ist auf jeden Fall nachhaltiger!

Um auf die Ausgangsfrage „Krafttraining oder Cardio?“ zu beantworten, ist ganz klar zu sagen: Der Fokus zur gesunden Gewichtszunahme sollte auf Krafttraining mit schweren Gewichten gelegt werden. Etwas Cardio empfiehlt sich etwa fünf bis zehn Minuten zum Warmmachen und eventuell nach dem Training maximal fünfzehn Minuten. Es ist sehr wichtig, sich nicht bereits vor dem eigentlichen Training mit auszehrenden Cardioeinheiten zu verausgaben, sondern die volle Leistung beim Muskeltraining geben zu können. Danach kann man ruhig noch moderates Cardiotraining einbauen.

Zu Beginn des Krafttrainings reicht ein Trainingspensum von dreimal pro Woche. Die Regeneration steht hierbei mit im Vordergrund. Als Trainingsdauer sollten Sie etwa 1 – 1,5 Stunden ansetzen. Hier sind Pausen natürlich schon mit einberechnet und es ist als die Zeit zu verstehen, die Sie insgesamt an den Geräten verbringen.

Als Anfänger im Kraftsport genügt es vollkommen und ist definitiv ausreichend fordernd, wenn Sie dreimal pro Woche ein effektives Ganzkörpertraining durchführen. Sobald sich der Körper an diese Trainingsreize gewöhnt, macht es Sinn, das Training aufzuteilen und im sogenannten 2-er Split zu trainieren. Dies bedeutet, dass Sie viermal pro Woche auf jeweils zwei aufgeteilten Körperpartien fokussiert trainieren. Ein 2-er Split könnte beispielsweise Bein- und Brust-Training sowie Arm-und Bauch-/ Rücken-Training sein. Die Vollprofis trainieren an jedem Tag eine unterschiedliche Körperpartie.

Zu Beginn des Kraftsports werden Sie nach den Trainingstagen schätzungsweise extremen Muskelkater verspüren. Lassen Sie sich davon nicht abschrecken, denn das ist normal und zeigt, wie effektiv ihr Training war. Dies wird sich mit der Zeit einpendeln und Sie werden sehr schnell Stärke aufbauen.

## IST KRAFTTRAINING ESSENTIELL FÜR DIE GEWICHTSZUNAHME?

Prinzipiell können Sie an reinem Gewicht natürlich nur über die Nahrungszufuhr zulegen. Wie Sie bereits erfahren haben, regelt sich die Zu- oder Abnahme rein über die Kalorienbilanz, alles andere sind sozusagen zusätzliche Möglichkeiten, praktisch einen „Feinschliff" zu verpassen. Dies trifft für die Gewichtsabnahme jedoch eher zu, als für die Gewichtszunahme und ist ein Grund, warum Gewichtszunahme vielen so viel schwerer fällt und häufig eine unmöglich zu leistende Aufgabe zu sein scheint.

Wie schon gesagt, Gewicht kann rein über die Nahrung zugenommen werden. Doch ohne einen ausreichenden und effektiven Muskelreiz, also das Signal an die Muskeln, stärker zu werden und an Masse zuzulegen, nehmen Sie vorrausichtlich über einen relativ langen Zeitraum einzig und allein Körperfett zu. Der Körper erscheint dadurch nicht unbedingt kräftiger, sondern eher aufgedunsen und behäbiger. Eine Ausnahme stellt diese Beobachtung natürlich dar, wenn Sie von gefährlichem Untergewicht betroffen sind. In diesem Fall ist jedes Kilo, egal in welcher Form, ein Zugewinn.

Wenn Sie sich jedoch ein kurvigeres Erscheinungsbild wünschen, sind sie mit Kraftsport definitiv am besten abgedeckt. Der Aufbau von Muskeln an den richtigen Stellen stärkt Ihre Körperhaltung und sorgt für ein tolles Erscheinungsbild.

Insofern ist nicht für eine Fettzunahme, sondern für eine gesunde Gewichtszunahme der Kraftsport ein wichtiger und wertvoller Bestandteil.

# Hilfe bei Appetitlosigkeit & anderen Dingen

Im folgenden Kapitel soll auf das Bedürfnis eingegangen werden, den häufig kaum vorhandenen Appetit zu regulieren, wenn man mal wieder Phasen hat, in denen es wirklich schwerfällt, überhaupt zu essen. Dafür gibt es einige physiologische Zusammenhänge, aber auch psychologische Tricks, mit denen Sie Ihren Appetit beeinflussen können und damit Ihr Essverhalten etwas mehr steuern können.

## DER BLUTZUCKERSPIEGEL UND WIE SIE DAMIT IHREN APPETIT STEUERN KÖNNEN

Vielleicht haben Sie schon gehört, dass viele Stoffwechselprozesse im Körper von Hormonen gesteuert werden. So spielt unter anderem die Insulinausschüttung eine maßgebliche Rolle in unserer täglichen Ernährung. Insulin ist ein körpereigenes Hormon, welches in der Bauchspeicheldrüse produziert wird. Es ist dafür verantwortlich, den Blutzuckerspiegel zu senken, indem es Körperzellen dazu anregt, Glucose (Zucker) aus dem Blut aufzunehmen. Der Blutzuckerspiegel steigt immer dann, wenn dem Körper Zucker in Form von Kohlenhydraten zugeführt wird.

Je öfter am Tag dem Körper Nahrung zugeführt wird, umso häufiger ist das Hormon Insulin aktiv, denn die Nahrungsaufnahme sorgt für einen plötzlichen Anstieg des Blutzuckerspiegels, der wieder nach unten reguliert werden muss. Durch diesen extrem hohen Abfall des Blutzuckerspiegels entsteht starkes Appetitgefühl, da der Blutzuckerspiegel danach verlangt, wieder ausgeglichen zu werden.

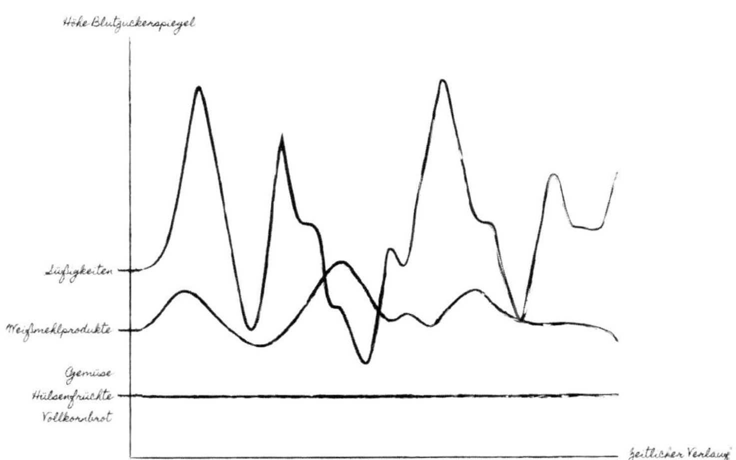


Wichtig zu erwähnen ist der Unterschied zwischen *langkettigen Kohlenhydraten* und *kurzkettigen Kohlenhydraten.* Langkettige (komplexe) Kohlenhydrate, die in Vollkornprodukten, Gemüse und Hülsenfrüchten enthalten sind, halten den Blutzuckerspiegel über eine lange Zeit konstant. So werden die extremen Ausschläge des Blutzuckerspiegels vermieden. Die kurzkettigen (einfachen) Kohlenhydrate sind in Weißmehlprodukten, Süßigkeiten und generell zuckerreichen Speisen zu finden. Werden diese konsumiert, haben wir schneller wieder Hunger und spüren keine langanhaltende Sättigung.

Obwohl die langkettigen Kohlenhydrate natürlich aus verschiedenen Gründen per sè gesünder sind, so sind die kurzkettigen Kohlenhydrate, richtig genutzt, jedoch ein wahrer Trick, um den nicht vorhandenen Appetit in den Griff zu bekommen.

Selbst wenn Sie absolut keinen Hunger oder Appetit verspüren, greifen Sie zu häufigen, kleinen süßen Snacks. Je höher der *glykämische Index,* also die Fähigkeit eines Nahrungsmittels, den Blutzuckerspiegel hochschnellen zu lassen, umso besser ist der Snack geeignet, um den ersten Schritt in Richtung Appetitanregung zu tun. Je kohlenhydratlastiger ein Lebensmittel ist, umso höher ist der glykämische Index. Dies ist kein Ratschlag, möglichst viele Süßigkeiten zu essen! Natürlich sollten die Hauptmahlzeiten dennoch nährstoffreich und ausgewogen sein. Doch falls Sie mal wieder überhaupt nichts runterbekommen, ist dies ein guter Trick, um schneller wieder den Appetit zu wecken.

## VERWIRRUNG AUF DER WAAGE: WASSEREINLAGERUNG & CO

Die Waage zeigt prinzipiell die Wahrheit. Sie gibt Auskunft über das genaue, derzeitige Körpergewicht in Kilogramm. Falls Sie nun die Gewichtszunahme gestartet haben, so wird Ihnen die Waage ein guter Begleiter in der vermeintlich objektiven Betrachtung des Gewichtsverlaufs sein. Doch wo kommen vom einen auf den anderen Tag manchmal Gewichtsschwankungen von zwei bis drei Kilo her? War das Zunehmvorhaben in so schneller Zeit von solch großem Erfolg gekrönt?

Die vermeintliche Gewichtszunahme ist auf mehrere Faktoren zurückzuführen. Der am stärksten zu gewichtende Faktor ist wahrscheinlich der Aspekt der Wassereinlagerungen. Kohlenhydrate bzw. Glykogen bindet Wasser im Körper, lässt sowohl Muskeln anschwellen und speichert Wasser in den Zellen. Wassereinlagerungen entstehen aus mehreren Gründen. Der erste Grund ist der Verzehr von kurzkettigen Kohlenhydraten, häufig in Kombination mit Fett. Der Hangover für gesundheitsbewusste Menschen ist ein Abend mit reichlich ungesundem Essen. Sie fühlen sich danach häufig aufgeschwemmt und aufgebläht. Die Waage zeigt dann gut und gerne mal zwei bis vier Kilo mehr an! Der Körper zieht in diesem Fall Wasser in die Zellen und lässt das Gewebe anschwellen. Heftige Wassereinlagerungen oder auch Ödeme werden häufig als schmerzhaft, behindernd und lästig wahrgenommen. Bei ballaststoffreicher Ernährung und genügend Zufuhr von Trinkwasser gleicht sich dieses Phänomen jedoch wieder aus.

Manche Sportler berichten auch, dass nach einem schweren, beanspruchenden Training eine kurzzeitige Gewichtszunahme zu verzeichnen ist. Besonders die Muskeln schwellen einen Tag später an. Der gemeine Bodybuilder spricht dann von einem „Pump". Die mikrofeinen Schädigungen der Muskulatur, die sich erst in den folgenden Tagen regenerieren, füllen sich kurz nach dem Training mit Wasser und lassen die Muskulatur etwas anschwellen. Dies sorgt für die scheinbar aufgepumpte Optik und ist ebenfalls mit einer kurzfristigen Gewichtszunahme verbunden.

Messfehler beim Wiegen können außerdem das Wiegen des eigenen Körpers unter unterschiedlichen Voraussetzungen sein. Abends wiegt man wesentlich mehr als morgens und besonders Frauen haben Gewichtsschwankungen im Laufe ihres Zyklus zu verzeichnen. Eine gute und objektive Ausgangsvoraussetzung für das Wiegen des eigenen Körpergewichts ist es, sich immer zur gleichen Zeit in der Frühe nach der Morgentoilette und unangekleidet zu wiegen. Es macht Sinn, sich täglich zu wiegen und aus den täglichen Ergebnissen den Durchschnitt zu ermitteln. So ist es möglich, wochenweise Veränderungen zu dokumentieren und zu vergleichen.

Ansonsten ist es natürlich auch noch möglich, den Körper mit einem Maßband an verschiedenen Stellen zu messen und dies ebenfalls längerfristig zu dokumentieren. Ein Blick in den Spiegel sowie die Passform der Klamotten tun ihr Übriges und geben Auskunft über den Gewichtszunahmeverlauf.

## (ÜBER)SÄTTIGENDE BALLASTSTOFFE?

Ballaststoffe sind eines der geflügelten Worte der heutigen Ernährungsindustrie. Ballaststoffreiche Lebensmittel zu essen ist erstrebenswert. All die faserigen und in Magen und Darm aufquellenden Pflanzenstoffe wie sie in Vollkornprodukten, Äpfeln, Kohl, Kartoffeln & Möhren vorkommen - all diese Lebensmittel sind zweifellos gesund und sollten in die tägliche Ernährung integriert sein. Zur Gewichtszunahme haben sie jedoch den Effekt, schnell zu sättigen und über eine sehr lange Zeit satt zu halten und somit die weitere Nahrungsaufnahme am Tag zu beeinflussen. Kombinieren Sie also Ihre Nahrungsmittel clever und achten Sie darauf, neben den Ballaststoffen genügend Kalorien aufzunehmen. Sie können es sich ruhig leisten, nicht nur einen Apfel zu essen, sondern daraus einen „Apfel Peanut Butter Snack" zu machen. Damit steigern Sie direkt Ihre Kalorien- und Proteinzufuhr.

# Zusätzliche Hilfen: Weightgainer Shakes & Smoothies

Neben all den alltagspraktischen und vielseitigen Tipps, die Sie in den letzten Kapiteln erfahren haben, gibt es zusätzliche „Turbotricks“, die besonders den Aufbau von sauberer Körpermasse beschleunigen. Die Rede ist von Weightgainer Shakes.

## VORTEILE

Besonders schnell und einfach zubereitet und zudem je nach Art sehr nährstoffreich. Weightgainer Shakes sind eine tolle Option, da sie in kurzer Zeit zusätzliche Kalorien und das dringend benötigte Protein zuführen. Die nachfolgenden Rezepte sind erprobt und geben je nach Zubereitung zwischen 300 und 1000 Kalorien extra in ihre Ernährung. Also auch für Appetitlose eine tolle Option! Nach den Weight-Gainer-Shakes finden Sie noch einige Smoothie-Rezepte. Smoothies haben nicht so viele Kalorien, wie Weight-Gainer-Shakes, versorgen den Körper aber mit wichtigen Vitaminen und lösen nur ein geringes Sättigungsgefühl aus. Smoothies eignen sich somit als perfekte Ergänzung zu einer Mahlzeit, um noch einige Extrakalorien aufzunehmen.

## SHAKE-REZEPTE

**Shake 1:**

**Zutaten:** 150 g Hüttenkäse, 150 g Joghurt, 1 TL Öl (Olivenöl oder Sonnenblumenöl), 300 ml 1,5 % Vollmilch

**Nährwerte pro Shake:** 626 kcal, 24 g Kh, 34 g Eiweiß, 42 g Fett

**Shake 2:**

**Zutaten:** 50 g Haferflocken, 100 g Magerquark, 300 ml Vollmilch, 1 TL Honig

**Nährwerte pro Shake:** 529 kcal, 65 g Kh, 30 g Eiweiß, 15 g Fett

**Shake 3:**

**Zutaten:** 400 ml Wasser, 250 g Magerquark, 1 Apfel, 30 g Whey mit Vanillegeschmack, 50 g Haferflocken, 50 g Weizenkleie, 50 g ungezuckertes Apfelmus, 1 TL Mandel-Öl, Zimt

**Nährwerte pro Shake:** 620 kcal, 66 g Kh, 63 g Eiweiß, 11 g Fett

**Shake 4:**

**Zutaten:** 200 ml Milch, 100 ml Sahne, 100 ml gekochter Kaffee, 2 EL Mandelmus, 30 g Whey mit Nussgeschmack, 70 g Haferflocken

**Nährwerte pro Shake:** 1007 kcal, 58 g Kh, 49 g Eiweiß, 61 g Fett

**Shake 5:**

**Zutaten:** 6 EL Haferflocken, 300 ml Milch, 100 g Speisequark (10% Fett), 2 EL Honig, 1 Banane

**Nährwerte pro Shake:** 417 kcal, 61 g Kh, 23 g Eiweiß, 7 g Fett

**Shake 6:**

**Zutaten:** 400 ml Mandel- oder Reismilch, 1 Banane, 30 g Haferflocken, 30 g Nussmus, 30 g veganes Schoko-Protein, z.B. Reis- oder Hanfprotein

**Nährwerte pro Shake (variiert etwas je nach Proteinpulver und Milchersatz):** 616 kcal, 58 g Kh, 36 g Eiweiß, 29 g Fett

**Shake 7:**

**Zutaten:** 300 ml Milch, 1 Banane, 1 Avocado, 30 g Vanille-Whey

**Nährwerte pro Shake:** 916 kcal, 48 g Kh, 41 g Eiweiß, 61 g Fett

**Shake 8:**

**Zutaten:** 400 ml Milch, 1 Banane, 75 g Haferflocken, 30 g Schoko-Whey, 10 g Kakaobutter

**Nährwerte pro Shake:** 866 kcal, 96 g Kh, 49 g Eiweiß, 33 g Fett

**Shake 9:**

**Zutaten:** 50 g körniger Frischkäse, 200 ml Milch, 40 g Whey mit Geschmack nach Wahl, 2 EL Erdnussmus, 50 g Schmelzflocken, 1 EL Honig, 1 EL Leinöl

**Nährwerte pro Shake:** 746 kcal, 53 g Kh, 58 g Eiweiß, 32 g Fett

**Shake 10:**

**Zutaten:** 200 ml Milch, 1 Banane, 50 g Beeren nach Wahl, 50 g Haferflocken, 20 g gemahlene Mandeln, 1

EL Leinöl, 20 g Whey (optimal: mit Haselnussgeschmack), 25 g Mandelmus

**Nährwerte pro Shake:** 900 kcal, 76 g Kh, 43 g Eiweiß, 44 g Fett

## SMOOTHIE-REZEPTE

**Ananas-Smoothie**

**Zutaten:** 1 Ananas, 500 g Spinat, 300 ml stilles Wasser

**Rote Bete-Smoothie**

**Zutaten:** 1 Banane, 5 Rote-Bete-Blätter, 1 Birne, 100 g Trauben, 200 ml stilles Wasser

**Spinat-Apfel-Smoothie**

**Zutaten:** 250 ml Wasser, 1 grüner Apfel, 50 g Spinat, 2 Kiwis, Saft einer halben Zitrone

**Trauben-Smoothie**

**Zutaten:** 200 g Romanasalat, 150 g dunkle Trauben, 1 Apfel, 5 getrocknete Feigen ohne Kern (vorher 8 Stunden in 200 ml Wasser einweichen)

**Spinat-Mandarinen-Smoothie**

**Zutaten:** 2 Bananen, 350 g Spinat, 300 ml frisch gepresster Mandarinensaft, 2 EL Mandelmus, 1 Stk. Ingwer

**Durstlöscher Smoothie**

**Zutaten:** 350 g Salatgurke, 450 g Cantaloupe oder Honigmelone (ohne Schale), 1 EL Honig, ½ TL getrocknete Lavendelblüten

**Melonen-Smoothie**

**Zutaten:** 1 Honigmelone, ½ Limette mit Schale, 3 Zitronenmelissenblätter, 1 EL brauner Zucker, 50 ml Buttermilch

**Beeren-Smoothie**

**Zutaten:** 1 Apfel, 1 Banane, 10 Brombeeren, 2 Handvoll Blattspinat, 1 Staudensellerie, 300 ml Wasser

**Kiwi-Ananas-Smoothie**

**Zutaten:** 1 grüner Apfel, ½ Ananas, 1 Handvoll Spinat, 1 Kiwi, 1 kleines Stück Ingwer, 1 Schuss Limettensaft, etwas frische Minze

## Ananas-Bananen-Smoothie

**Zutaten:** ½ Ananas, 1 Banane, 1 cm Ingwer, ½ Kopfsalat, 250 ml Wasser

# Der große Selbsttest: Die persönliche Analyse für das eigene Essverhalten

Nach all den umfangreichen Informationen ist es nun Zeit, eine persönliche Testung in Bezug auf das eigene Essverhalten durchzuführen. Die vier genannten Hauptbereiche beleuchten Ihre Einstellung, persönliche Voraussetzungen und den alltäglichen Umgang mit dem Thema Nahrungsaufnahme. Zudem fokussieren sie Ihre derzeitigen Voraussetzungen, um längerfristig an Gewicht zuzunehmen. Jeder Bereich wird einzeln ausgewertet und zeigt somit individualisierte Ergebnisse.

## TESTBEREICH 1: DER ALLTÄGLICHE UMGANG MIT ESSEN

1. Wie häufig nehmen Sie am Tag Hauptmahlzeiten zu sich?

a) Ich snacke eher und esse zwischendurch.

b) Ich sitze am Tisch und esse etwa 2x am Tag.

c) Mein Tagesablauf ist sehr strukturiert und so sind auch meine Mahlzeiten.

2. Wann findet Ihre erste Mahlzeit am Tag statt?

a) Unterschiedlich, meistens trinke ich jedoch Kaffee oder andere Getränke und esse dann etwas um die Mittagszeit herum.

b) Spätestens um 10 Uhr morgens

c) Ich esse morgens eine Kleinigkeit und dann kann der Tag beginnen.

3. Wie wichtig sind Ihnen im Rahmen Ihrer Möglichkeiten qualitativ hochwertige Mahlzeiten?

a) Es muss praktisch sein, nicht zu teuer und schnell gehen. Pommesbude ist auch mal in Ordnung.

b) Ich entscheide mich schon häufiger für gute Mahlzeiten, aber es ist nicht extrem wichtig für mich.

c) Ernährung und deren Qualität ist für mich extrem wichtig und ich gebe auch eher mal mehr Geld dafür aus.

4. Wäre gutes Essen für Sie ein Pro-Argument bei der Wahl eines Hotels/ Eventlocation/ oder ähnliches?

a) Nein

b) Das Preis-Leistungsverhältnis muss stimmen.

c) Im Zweifelfall immer! Definitiv!

# TESTBEREICH 2: GENETIK UND VORAUSSETZUNGEN

1. Wie ist die Körperstatur ihrer Eltern?

a) Eher schmal und untergewichtig, drahtig.

b) Kräftig, Tendenz zum Übergewicht.

c) Normal

2. Waren Sie bereits als Kind sehr dünn?

a) Ja, das war schon immer ein Thema.

b) Nein, das hat sich erst in den letzten Jahren so entwickelt.

c) Ich war ein relativ normalgewichtiges Kind mit unterschiedlichen Wachstums-und Entwicklungsphasen.

3. Gibt es in Ihrer Familie bekannte Fälle von Schilddrüsenüberfunktion oder Ähnlichem?

a) Ja

b) Nein

c) Ich bin mir nicht sicher.

4. Sind Ihre Geschwister oder andere enge Bezugspersonen eher schlank oder eher kräftig?

a) Sie sind ähnlich schmal.

b) Meine Geschwister unterscheiden sich sehr von mir, sie sind eher sehr schwere Erscheinungstypen.

c) Unterschiedlich

# TESTBEREICH 3: MENTALE ASPEKTE

1. Essen Sie gerne?

a) Ja! Ich liebe essen und genieße es sehr.

b) An sich schon, aber ich priorisiere es häufig nicht.

c) Ich skippe Mahlzeiten häufig und greife eher zu Getränken.

2. Essen Sie gerne in Gesellschaft?

a) Essengehen und die Gemeinschaft wird bei uns sehr zelebriert.

b) Das kommt im Alltag häufig zu kurz, aber an Festen oder Veranstaltungen genieße ich das Beisammensein.

c) Mich nervt das manchmal eher aus verschiedenen Gründen.

3. Glauben Sie, dass Sie von Natur aus einfach dünn sind?

a) Mir sind einige Zusammenhänge klar und ich weiß, dass mein Körper ein Spiegel meiner momentanen Lebensgewohnheiten ist.

b) Das kann schon sein, ich fühle mich auf jeden Fall eher dazu veranlagt, als kräftig zu sein.

c) Ja

4. Essen Sie sich häufiger richtig satt?

a) Ich stopfe mich nicht voll, aber bin im Regelfall gesättigt.

b) Mal esse ich mehr, mal weniger.

c) Manchmal esse ich sehr viel weniger und an anderen Tagen für mich extrem viel. Ich hasse es eigentlich, voll zu sein.

# TESTBEREICH 4: BEWEGUNG & SPORT

1. Treiben Sie bewusst Sport?

a) Nein

b) Ja

c) Sporadisch

2. Sind sie eher ein ruhiger Typ oder fühlen Sie sich häufig schlapp und entkräftet?

a) Ja

b) Nein

c) Hin und wieder habe ich fast schon Erschöpfungszustände, an anderen Tagen bin ich sehr fit.

3. Wie viele Schritte gehen sie etwa täglich?

a) Unter 5000

b) Etwa 10000 und mehr

c) Maximal 10000

# AUSWERTUNG

Die Auswertung erfolgt in einzelnen Teilgebieten. So können Sie jeden Lebensbereich für sich analysieren, in dem sie zu allen vier Bereichen einzelne Evaluationen bekommen. Ergründen Sie die Bereiche Ihres Lebens, die damit zusammenhängen, warum Sie scheinbar kein Körpergewicht zunehmen können!

**Testbereich 1: Der alltägliche Umgang mit Essen**

Überwiegend a)

Ernährung ist für Sie Nahrungsaufnahme und diese steht nicht an erster Stelle in Ihrem Leben. Sie erledigen und essen eher zwischendurch und sind wahrscheinlich auch häufiger mal gestresst. Versuchen Sie Ernährung mehr zu priorisieren, sich bewusst dafür Zeit zu nehmen und ruhig den Wert beizumessen, der ihr zusteht.

Überwiegend b)

Ihr Alltag ist im Hinblick auf die Nahrungsaufnahme relativ strukturiert. Sie halten gewisse Abläufe ein und nehmen auch immer mal Preis-

Leistungsverhältnisse in den Blick. Ihr alltäglicher Umgang mit Essen wirkt relativ entspannt. Es gibt bestimmt noch Verbesserungspotential, aber insgesamt bewegen Sie sich auf einen guten Weg.

Überwiegend c)

Sie sind in Bezug auf Nahrung wirklich durchgetaktet und legen darauf ihren Fokus! Diese Struktur kann allerdings auch zu zwanghaftem Verhalten und zu einer Überpriorisierung von gesundem Essen führen und damit letztendlich ihren Zunehmerfolg blockieren. Wenn Sie mit der gleichen Struktur wie bisher auch auf Ihre Kalorienzufuhr achten, steht der erfolgreichen Zunahme nichts mehr im Wege.

**Testbereich 2: Genetik und Voraussetzungen**

Überwiegend a)

Aus genetischer Sicht bringen Sie wahrscheinlich alle Voraussetzungen mit, wirklich sehr dünn und zierlich zu sein. Werden Sie sich über diese Ausgangsvoraussetzung bewusst und machen Sie sich einen Plan, wie Sie am besten Ihren Zunehmerfolg umsetzen. Bleiben Sie dran!

Überwiegend b)

Den Testergebnissen zufolge bringen Sie scheinbar atypische Voraussetzungen mit, die scheinbar konträr zu denen ihrer Eltern liegen. Überlegen Sie also, in welchem anderen Bereich die Gründe für ein geringes Körpergewicht liegen könnten.

Überwiegend c)

Aus genetischer Sicht haben Sie wahrscheinlich keine besonderen Prädispositionen, also spezifische Voraussetzungen für Gewichtszunahme oder -abnahme. Das spricht dafür, dass die Gründe, warum Sie scheinbar nicht an Gewicht zunehmen können, in anderen möglichen Testbereichen liegen.

**Testbereich 3: Mentale Aspekte**

Überwiegend a)

Essen scheint für Sie mit positiven Gefühlen verknüpft zu sein und Sie schätzen auch die sozialen Aspekte daran. Essen bedeutet für Sie Genuss und Sie achten auf eine angemessene Sättigung.

Überwiegend b)

Sie haben für sich die Ansicht verinnerlicht, einfach dünn zu sein. Sie hegen wahrscheinlich keinen übermäßig ungesunden Umgang mit Essen, aber Sie könnten sich dem Einfluss, den mentale Aspekte auf Ihr alltägliches Essverhalten haben, noch mehr bewusst werden.

Überwiegend c)

Sie scheinen im Alltag relativ gestresst zu sein. Ihr Körperbild entspricht dem einer sehr dünnen Person und Sie haben sich vermutlich der Vorstellung hingegeben, dass das so sein muss. Wenn Sie wirklich etwas ändern möchten, dann sind SIE die Person, die den Schlüssel dazu in der Hand hält.

**Testbereich 4: Bewegung und Sport**

Überwiegend a)

Sie sind scheinbar eher inaktiv und fühlen sich häufig ausgepowert und kraftlos. Versuchen Sie bewusst, aktivierende Bewegung in Ihren Alltag zu integrieren und sich sehr nährstoffreich zu ernähren, um die benötigte Energie nutzen zu können. Schauen Sie zudem, ob Sie Ihren vorgegebenen

Kalorienbedarf aufnehmen und passen Sie diesen gegebenenfalls an.

Überwiegend b)

Scheinbar sind Sie extrem aktiv und haben dementsprechend auch einen sehr hohen Kalorienbedarf! Durch Ihr extremes Energielevel ist Ihnen wahrscheinlich nicht klar, wie viel Energie Sie tatsächlich benötigen. Wenn Sie Ihr Energielevel also weiterhin hoch halten möchten, achten Sie auf ausreichend Nahrungszufuhr. Besonders gut wäre es, wenn Sie Ihre Energie auch für Krafttraining nutzen können.

Überwiegend c)

Ihr Bewegungslevel und die sportliche Aktivität sind als relativ schwankend zu bezeichnen. Mal sind Sie topfit, mal fühlen Sie sich eher entkräftet. Versuchen Sie, Kraftsport in Ihren Alltag einzubauen und weiterhin Sport zu treiben, der sie belebt und aktiviert. Für Sie ist es besonders gut, gesunde Routinen zu entwickeln und diese umzusetzen.

# Bonusteil

## ENTSPANNUNG IM ALLTAG FÜR EIN REDUZIERTES STRESSLEVEL

Wie bereits angesprochen ist Stress ein häufiger Auslöser für verminderten Appetit und unregelmäßige Nahrungsaufnahme. Daher soll Ihnen hier Material für Entspannungstechniken und Achtsamkeit im Alltag vorgestellt werden.

Achtsam mit sich selbst und anderen zu sein, beinhaltet zunächst einen Zeitaspekt.

Nehmen Sie Zeit bewusst langsam wahr, entschleunigen Sie viele Situationen, die oft „einfach so" passieren.

Es geht im Grunde darum, Beobachter Ihrer eigenen Gedanken zu sein. Dies gelingt uns oft nur in kurzen Sequenzen des Tages. Grundlegend dazu ist, sich nicht mit den eigenen Gedanken zu identifizieren. Ein negatives Gefühl wie Angst, Scham oder Verlassenheitsängste sind nicht dein Charakter oder deine Lebensrealität. Es ist ein aufkommendes Gefühl, genauso wie ein kurzes Lachen in einer witzigen Situation. Es kommt und geht. Da wir jedoch oft im negativen Denken verharren, weil wir Probleme lösen wollen, kultivieren wir im Laufe unseres Lebens tendenziell eher die Momente des Unglücklichseins. Beobachten Sie doch mal ein dreijähriges Kind im Vergleich zu einem durchschnittlichen Menschen im mittleren Alter! Der ältere Mensch hat wesentlich mehr Zeit gehabt, seine negativen Gedanken zu pflegen als das Kind, sofern er nicht gelernt hat, seine Gedanken bewusst zu kultivieren.

Achtsamkeit im Alltag kann bedeuten, Momente in ihrer ganzen Fülle langsam und bedächtig wahrzunehmen. Tue dies anhand von alltäglichen Situationen. Wie trinken Sie morgens Ihren Kaffee? Stürzen Sie ihn hastig runter und verschütten Sie dabei die Hälfte?

Freuen Sie sich bereits morgens darauf? Spüren Sie den warmen Dampf des frisch gebrühten Kaffees auf Ihrer Haut, wenn Sie die Tasse zum Trinken ansetzen? Wo auf Ihrer Zunge können Sie den Kaffee schmecken? Sind Sie dankbar für einen Augenblick, der nur Ihnen gehört?

Essen und Trinken einmal bewusst zu zelebrieren eignet sich als hervorragende Achtsamkeitsübung im Alltag. Die Nahrungsaufnahme spricht die Sinne auf der Körperebene an und ist somit geeignet, das „Fühlen“ wieder zu lernen. Es setzt zunächst keine mentale Komponente voraus, sondern kann dich einfach in den Augenblick bringen. Über diesen Weg, der ein tiefes Empfinden des gegenwärtigen Augenblicks ermöglicht, gelingt es Ihnen, durcheinander gewirbelte Gedanken zu stoppen und den Geist zu beruhigen.

Beginnen Sie auch, in zwischenmenschlichen Situationen eine beobachtende statt einer bewertenden Haltung einzunehmen. Frage dich in Momenten der Irritation: „Welches Gefühl löst diese Situation/ Person bei mir aus?“ anstatt „Wie finde ich Person xy?“. Sie lösen sich so allmählich von dem Zwang, eine Situation kontrollieren und bewerten zu müssen. Ihr Gefühl bleibt bei Ihnen. Diese kleine Übung hat einen großen Effekt in Ihrem Alltag. Sie schenkt

Ihnen Gelassenheit, Sie verlassen die Kampfstellung und kehren Ihren Geist nach innen.

Ein wirklich wichtiges Element für Entspannung im Alltag ist der Atem. Über einen Atemzug können Sie sogar Ihren Puls bewusst beruhigen und auch mental in anspannenden Situationen bewusst Ruhe finden. Gerade Frauen, die bereits Kinder geboren haben, wissen um die regulierende Kraft ihres Atems und wie hilfreich es sein kann, beispielsweise „in den Schmerz hinein zu atmen". Mit langen und tiefen Atemzügen bringen Sie Ihren Körper in physisch oder psychisch anspannenden Situationen wieder in einen Ruhezustand. Aber auch in Angstmomenten können Sie bewusst ruhig und tief atmen. Dann signalisieren Sie Ihrem Körper, dass alles gut ist, auch wenn Sie es vielleicht zunächst gar nicht so empfinden. Der Atemtonus ist somit ein ausschlaggebendes Element für die bewusste Entspannung.

In der Meditation, also in der bewussten Entspannung, gibt es oft ein bestimmtes Objekt, welches im Fokus der Meditation liegt. Gerade Meditationseinsteigern kommt dies sehr entgegen, da die yogisch angestrebte *Freiheit von Gedanken* für unseren

Verstand, der ständig in Arbeit sein möchte, am Anfang noch sehr anstrengend ist.

Es geht darum, die Aufmerksamkeit auf einen kleinen, bestimmten Ausschnitt zu fokussieren. Da dies einerseits mental geschieht, während wir die Länge der Atemzüge zählen ( 0-2), und da sich dies direkt auf die physiologische Ebene auswirkt, sind wir während dieser fokussierten Meditationsform vollkommen auf einen Aspekt ausgerichtet. Dieser Minimalismus führt dich zu einer starken Zentrierung und stellt in hohem Maße ein sehr beruhigendes und kraftvolles Gefühl her. Zu Beginn wird der Atem dir noch als Meditationsobjekt dienen. Mit weiterer Routine und Praxis wirst du merken, dass sich dieser antrainierte Atemrhythmus, den wir im normalen Alltag selten so anwenden, automatisiert wird. Du musst nicht mehr zählen, sondern atmest ohne Anstrengung tief und ruhig.

Wie sehr Ihr Atem den gesamten Rhythmus Ihres Körpers beeinflusst, haben Sie nun bereits erfahren. Sie können entweder zu einer ruhigen und langen Atmung kommen oder Ihren Körper durch alternative Atemtechniken energetisieren.

Die Atmung, die in der oben beschriebenen Meditationstechnik zum Einsatz kommt, geschieht in zwei oder drei Phasen.

Bei *ersterer Variante* atmen Sie etwa zwei bis drei Sekunden (finden Sie dies für sich heraus) ein und die gleiche Länge der Zeit wieder aus. Auch wenn Ihnen dies am Anfang lang und übertrieben vorkommen mag, probieren Sie es aus!

In der *3-Phasen Atmung* praktizieren Sie den Atemrhythmus noch mit einer zusätzlichen Zwischenphase. Während dieser Phase halten Sie Ihren Atem nach dem Einatmen noch einmal für zwei bis drei Sekunden. Wichtig ist, dass Sie in jeder Phase am Anfang gleichmäßig zählen. Fühlen Sie, wie sich Ihre Lungen und Ihre Brust gleichmäßig füllen.

Diese Atemtechnik wird Ihnen zu Beginn etwas unnatürlich vorkommen. Sie ist aber bestens dazu geeignet, sowohl Ihren Herzschlag als auch Ihre Atmung bewusst zu entschleunigen. Spüren Sie danach das Gefühl der Ruhe in Ihnen. Der Effekt ist phantastisch!

Eine ganz andere Atemtechnik, die einen völlig anderen, aber nicht weniger wirksamen Effekt erzielt, kann die Methode der *Feueratmung* sein.

Diese Atemtechnik erfolgt ausschließlich durch die Nase und ist eine hochfrequente und belebende Form der Atmung. In kurzen, rhythmischen Zügen ziehst du Luft durch die Nase und stößt sie unmittelbar danach wieder auf dem gleichen Weg aus. Die Intervalle sind kurz und ähneln von der Länge her an eine Art Hechelatmung. Schon nach etwa zehn bis fünfzehn Sekunden wird dein Puls ansteigen. Du merkst direkt, dass du meist durch ein Nasenloch besser Luft bekommst als durch das andere. Diese Atemtechnik schafft Wärme in der Körpermitte und belebt einen müden Geist. Um in Schwung zu kommen und in kurzer Zeit fokussiert zu werden eignet sich diese Technik perfekt. Natürlich solltest du schauen, dass diese Atemtechnik nicht über deine persönliche Grenze hinaus durchgeführt wird.

Normalerweise atmen wir im Alltag oft „in die Brust“. Dies ist eine relativ kurze Form der Atmung. Wir können uns jedoch bewusst angewöhnen, „in den Bauch“ zu atmen. Diese Atmung geht tiefer und ist dann richtig ausgeführt, wenn du beim Einatmen dein Zwerchfell spüren kannst. Du kannst dies erspüren, wenn sich dein Bauch leicht nach vorne wölbt. Mache den Test: Dazu lege eine Hand auf deinen Bauch und versuche, in deine Hand zu atmen.

Diese Atemtechnik wird ansonsten vor allem von Sängern, professionellen Sprechern und Moderatoren eingeübt und angewendet. Sie sorgt für eine gestützte, kraftvolle Stimme.

Die Vorteile im normalen Alltag sind eine noch bewusstere Möglichkeit der Steuerung der eigenen Atmung. Sie wird schnell gelassener, ruhiger und kraftvoller.

# Nachwort

Aller Anfang ist schwer. Besonders für Veränderungen und persönlichen Erfolg. Den Anfang haben Sie jedoch mit der Lektüre dieses Buches bereits unternommen! Obwohl gerade Untergewichtige in der Gesellschaft häufig nicht im allgemeinen Interesse stehen, da die breite Masse wohl eher abnehmen möchte, so sollten natürlich alle Menschen in ihrer Bedürfnislage ernst genommen werden, etwas zu verändern und zu optimieren. Hören Sie nicht auf Menschen, die vielleicht neidisch sind und die Ihnen sagen: „Warum willst du denn Sport machen, du bist doch schon so dünn?" Diese Menschen haben diese grundständigen Prinzipien nicht verstanden. Wenn Sie einen Garten haben, dessen Optimierung und Verschönerung Sie im nächsten Jahr planen, so ist das schließlich auch ganz normal. Niemand würde Ihnen unterstellen, Sie würden Ihren Garten nicht mögen oder Ihr Auto hassen, welches Sie neu lackieren lassen, um Rost zu vermeiden. Seltsamerweise wird es heute immer noch häufig verurteilt, wenn Menschen an sich und ihren Körpern arbeiten wollen. Ich habe mich schon entdeckt, wie es mir peinlich war, von Bekannten im Fitnessstudio entdeckt worden zu sein, obwohl diese ebenfalls da waren!

Wir brauchen ein neues Selbstbewusstsein, einen Selbstwert, der uns sagt: „Es ist ok, so wie du bist, und es ist auch ok, wenn du dich verändern möchtest, denn es ist DEIN Leben!"

Ich hoffe, dass dieses Buch Ihnen auf dem Weg, sich selbst besser kennen zu lernen und Entscheidungen für sich zu treffen, geholfen hat. Suchen Sie sich die Inhalte heraus, die am besten zu Ihnen passen und mit denen Sie arbeiten möchten.

Ich wünsche Ihnen alles Gute auf Ihrem Weg und das Bewusstsein, dass der Erfolg immer nach

ihrer persönlichen Einstellung ausgerichtet wird!
Sie sind der Macher!